REFLEXIONS ANATOMIQUES EN FORME DE LETTRE,

OU ANALYSE DE LA Dissertation de Mr. Morand,

SUR LA TAILLE AU HAUT-APPAREIL,

ÉCRITE PAR L'AUTEUR à quelques Chirurgiens de Paris de ses Amis.

À AMSTERDAM,
Chez JEAN ELZEVIR, 1729.

AVEC PRIVILEGE.

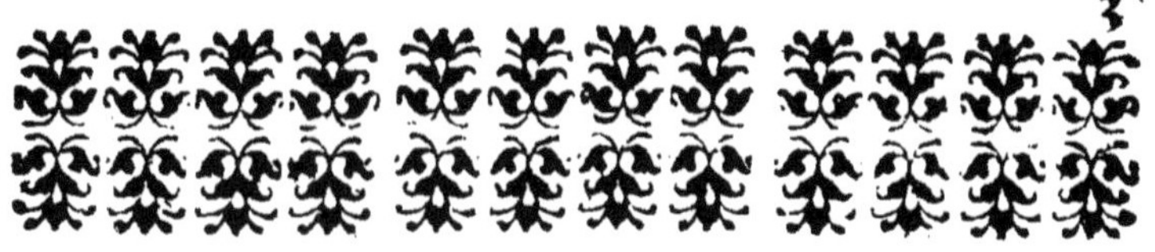

PREFACE.

LA Pierre est de toutes les Maladies la plus fâcheuse, ses ravages sont journaliers : le sort de ceux qui s'en trouvent travaillez est si déplorable, qu'il a engagé religieusement des Gens de tout caractére, à essayer d'approfondir les mistéres de la Nature, de l'astreindre à dévoiler ses secrets, & à fournir de son sein des Dissolvans, communément appellez Litontriptiques, capables de desallier les couches de ce corps étherogéne : quoique la Nature les ait cachez jusqu'à nous ces Remédes, il y a pourtant lieu d'esperer, comme le croit un fameux Auteur, * *qu'elle ne pourra s'empécher de trahir quelquefois son secret.*

* Boeerhave

N'ayant donc jusqu'à present pour ressource que l'Operation, on ne sçauroit trop loüer ceux qui s'étudient sans interêt à la perfectionner, & à joindre aux differentes métodes de la faire qu'on a inventé ou renouvellé, des Regles qui soient à la portée de chaque Chirurgien, & lui frayent avec confiance, le moyen évident de délivrer ces tristes Pierreux du suplice.

Mr. Morand semble meriter ce moyen, ou du moins est-il entré dans ces vûës, par la Dissertation sur la Taille au Haut-Appareil, lûë à l'Academie Royale des Sciences, dont il a bien daigné favoriser le Public, en y joignant un Extrait des Ouvrages déja écrits sur cette Operation, & l'excellente Lettre du Célébre Mr. Winslou sur le même sujet.

Cet Ouvrage souvent annoncé, & long-tems attendu, ne promettoit rien de médiocre ; en mon particulier, j'en augurois déja trés favorablement : tout ce qui sort de la Plume de Mr. Morand, provient de main de Maître, & est rempli d'érudition, on y voit par tout des vûës hautes, soûtenuës : Une Lettre d'un Chirurgien à un Appoticaire, attribuée à Mr. Morand, en a prêté un échantillon.

Si cet Opuscule à la verité, n'a pas opperé l'effet qu'on pouvoit en attendre, c'est qu'il étoit dénüé de l'Inscription de l'Auteur : mais, celui d'à present ne pouvoit avoir le même sort ; le nom de Mr. Morand, & l'importance de la matiére qu'il renferme, en rehaussoit le prix & en facilitoit le cours.

Enfin, dés-que cet Ouvrage parut, je m'empressai à le lire, comme un Homme qui cherche à s'instruire dans la Profession qu'il aime : Ce Livre *ranima mon zéle, de poursuivre avec ardeur des Experiences que je faisois depuis long-tems sur cette matiere pour mon instruction propre : je confrontai la Production de Mr. Morand avec le Cadavre ; ce Livre original fut ma Boussole dans toutes mes Epreuves, & à mesure que je les faisois, j'appercevois avec surprise que la plûpart des Observations de Mr. Morand, n'étoient pas relatives à celles que le Cadavre fournissoit ; cela me conduisit insensiblement à mûrir & à digerer tout le corps de sa Dissertation : peu de tems aprés, je communiquai mes Reflexions en gros à plusieurs de mes Amis, ne pensant point à me mettre en garde contre leurs attaques, pour m'obliger à les ranger & à les rendre publiques ; mais, m'etant déja trop engagé, je ne pûs me refuser à leurs instantes prieres, & dans l'instant je travaillai à les satisfaire.*

Cependant, mes deſſeins étant traverſez, & ma ſanté très-alterée, j'eûs volontiers laiſſé mon Manuſcrit dans l'obſcurité, ſi les mêmes Amis ne m'euſſent vivement reproché mon ſilence, & ne m'euſſent forcé, quoique très-tard, de faire imprimer mon Ouvrage.

L'ordre que j'ai crû devoir garder dans cette Analyſe, rend la Lettre un peu longue, étant obligé, pour ſuivre l'arrangement de Mr. Morand, de parler d'abord de la conduite qu'il a tenu dans ſon Operation; d'examiner les conſequences qu'il en tire, & de celle qui a été faite à Saint Germain-en-Laye; de verifier enſuite certains points eſſentiels que Mr. Morand a inſeré dans ſon article des Conditions requiſes à un Sujet pour la Taille au Haut-Appareil; & enfin, de peſer attentivement les réponſes de Mr. Morand aux objections les plus fortes contre le Haut-Appareil.

Au reste, le Lecteur ne trouvera point dans ce Livre, ces traits ingenieux, ce stile laconique, ni ces expressions lumineuses qui regnent dans ceux dont on le regale journellement; mais, je crois qu'il voudra bien me passer ces irrégularitez literaires, & n'envisager que le fonds de l'Ouvrage: heureux! si j'ai traité la Matiére de façon à le dédommager de la peine de le lire, & à lui procurer quelque utilité.

REFLEXIONS ANATOMIQUES EN FORME DE LETTRE,

OU ANALYSE DE LA Dissertation de Mr. Morand, SUR LA TAILLE AU HAUT-APPAREIL.

ECRITE PAR L'AUTEUR A QUELQUES Chirurgiens de Paris de ses Amis.

ESSIEURS,

Ce n'est pas peu de chose de mettre au jour un Ouvrage, quelque petit qu'il soit: avant de s'y resoudre le courage dément souvent la volonté, à l'aspect de tant de grands Esprits dont les lumieres brillent dans ce siécle, & au juste discernement desquels rien ne sçauroit se soustraire, malheureusement pour ceux qui se laissent éguillonner, plûtôt par leur propre temerité que par leur profonde érudition.

Peut-être suis-je dans ce cas, MESSIEURS: mais, ce sont les bontez que vous m'avés toûjours témoigné qui m'y entrainent; & la confiance que que j'ai en vôtre bienveillance, m'engage à hazarder de publier les Reflexions que m'a donné lieu de faire la Dissertation de Mr. Morand sur la Taille au Haut-Appareil, & dont je vous ai fait les seuls dépositaires.

Pour m'acquiter donc de mon engagement, je suivrai exactement l'Ecrit de Mr. Morand: je tâcherai de vous faire remarquer ce qu'on peut y trouver de defectueux, & ce qui paroît être plus convenable; & pour entrer d'abord en matiere, j'aurai l'honneur de vous dire en passant, que le sieur Duprat Officier Invalide, sur lequel Mr. Morand a fait le 27. de Mai 1727. son Essai de la Taille au Haut-Appareil, s'étoit déterminé preferablement à cette Operation, non-seulement par raport à la Cure d'un Officier blessé à l'hipogastre raportée dans la susdite Dissertation, mais aussi par la lecture du Livre de M. Douglass répandu en France en 1724. qu'un de mes Amis m'a certifié lui avoir prêté.

Situation du Malade pour l'Operaiton.

La methode de mettre le Malade sur un lit, est infiniment meilleure, selon certains, que celle de le disposer sur une table; je passe legerement ici sur cet article, nous verrons de l'éclaircir en tems & lieu.

Cependant, la situation du Malade merite d'être developée; car, il me paroît qu'on peut la saper par les paroles propros de l'Auteur, qui sont telles. « Je mis sous le matelas & aux pieds du lit, un « autre matelas en travers, & entre les deux une « planche posée sur un plan incliné des pieds à « la tête ; je fis mettre le Malade sur ce lit dans « une situation telle que la poitrine fût plus basse « que le ventre, & la tête plus basse que la poi- « trine, les cuisses plus hautes que le ventre, & « les jambes pendantes au delà du lit, attachées « vers les genoux aux colonnes du lit.

Il est trés-aisé à present de concevoir les incidens de cette situation, ils se presentent d'eux-mêmes : les deux principales circonstances qui doivent être observées, ne le sont point ; sçavoir, l'éloignement des intestins de la vessie, & le relâchement total des muscles droits, parceque la tête étant plus basse que la poitrine, les muscles sternomastoidiens, qui ont leurs attaches aux apophyses mastoides, & à la partie superieure du sternum & à la clavicule, sont tiraillez ; en consequence, ils se roidissent, se contranctent, se gonflent, & forment en se racourcissant une grosseur qui resiste au tact ; ce qu'un chacun peut trés-aisément experimenter.

Le sternum est tiré pour lors en haut & suit le racourcissement des fibres de ces muscles ; mais, jusqu'à un certain point, à cause que les muscles droits qui sont attachez à sa partie inferieure, vers le cartilage xiphoide & à la superieure des os pubis, se bandent par leur propre continuité, l'arrêtent, le tiennent stable ; d'autant plus, si on a égard à la hauteur que le matelas donne aux cuisses du Malade, attachées aux colonnes du lit, & à la situation déclive du corps, qui doit être entrainé par son propre poids, & doit tendre toutes les parties: Notés encore, qu'un Malade peut vouloir lever la tête, sur tout pour avoir la respiration libre, qui ne l'est point ici, à cause que le diaphragme se trouve gêné dans son action: le sternum sert alors de point fixe aux muscles sternomastoidiens; les muscles droits font dans ce tems, l'effet de deux barres diagonales, ils compriment les intestins dans leur milieu, les écartent par côté, par haut & par bas; ces viscéres renvoyez vers la vessie, la repoussent par leur compression sur elle-même, l'empêchent de prêter suffisament à l'injection, & obligent cette liqueur à refluer.

Cet accident arrive sur tout aux Enfans, par raport à leurs cris continuels: l'Enfant de quatre ans taillé par cette methode à Saint Germain en Laye par Mr. Berrier Chirurgien du Lieu, en fournit un exemple; lisés la Dissertation de Mr. Morand.

La vessie n'étant donc assez remplie, il y a tout risque de se fourvoyer dans le ventre, inconvenient dont les suites palpables se manifestent à tout le monde: si le susnommé Mr. Berrier l'a échapé, ce n'est pas une preuve valable pour en induire; il a eû le bonheur de reconnoître par sa prudence l'état de la vessie, avant que de l'avoir entamée, mais ce bonheur pourra se refuser à tout autre, quand il se déclareroit même, le danger ne seroit point éludé, comme je le prouverai ailleurs.

Sauf, que la veſſie ſe diſtende davantage, & cede plus à l'effort de la colonne de la liqueur injectée : la portion du canal inteſtinal, qui, ſelon la connoiſſance que l'Anatomie nous en donne, ne peut être que lileon ; cette portion, dis-je, pouſſée contre la veſſie, & peſant ſur ſon corps, court tout riſque d'être intereſſée par l'inſtrument, & la mort dans une pareille cataſtrophe, paroît être inévitable, eû égard à l'épenchement des matieres fécales dans la capacité de l'abdomen.

Pour remplir toutes les indications, & ſans peril, bien au contraire, il eſt eſſentiel que la teſte ſoit plus haute que la poitrine, ou au moins de niveau ; la planche à cet effet, doit être relevée à ſon extrémité ſuperieure, ou il faut ſupléer à ce défaut plus commodément pour le Malade, en interpoſant des oreillers, ſelon le Conſeil des Anglois, & le ſalutaire Avis du Prince des Anatomiſtes M. Winſlou, qui le marque expreſſément dans ſa Lettre.

Je ne ſuis pas ſurpris que Mr. Morand inſere le point que nous venons de traiter dans le détail de ſon Operation ; tant s'en faut, c'eſt une preuve évidente de ſon fidéle aveu de la conduite qu'il a tenu publiquement, laquelle doit lui être par conſequent d'autant plus honorable, qu'il ſeroit deſavantageux à tout Auteur s'il étoit déguiſé : mais, je m'étonne qu'il employe ce point comme capital dans ſes Conſequences, & qu'il ait lû ſi legerement le Chef-d'œuvre qu'il avoit en main de M. Winſlou, s'il l'a confronté avec ſon Ouvrage avant de les concilier pour le donner au Public.

Choix des Algalies.

A l'égard du choix des Algalies pour ſonder le Malade, Mr. Morand s'eſt ſervi d'une ordinaire, mais je prefere l'Algalie à femme, qui ſert auſſi de Sonde de poitrine: quoique le canal de l'uretre ne ſoit point rugeux, plein de brides & callositez, ni ſon tiſſu ſpongieux, gonflé & variqueux, ni les proſtates tuméfiées, ni le verumontanum enflamé & élevé, ni le col de la veſſie gonflé, cas où conſiſtent les principaux avantages de cette Algalie; je la prefere, dis-je, à cauſe de la facilité qu'on a à l'introduire ſans douleur, ſans replier le tiſſu ſpongieux de l'uretre, le déchirer, comme il arrive par l'Algalie ordinaire, qu'on a toûjours voulu courbe, dans la croyance de l'impoſſibilité de l'inſinuer autrement dans la veſſie: idée erronée, qui a été toûjours generale, faute d'une bonne Reflexion Anatomique, & fondée ſur la figure de la verge, comparée à celle d'une S Romaine, qu'elle n'a que dans l'état d'immobilité, & lorſqu'elle eſt baiſſée vers l'anus, mais qu'on lui fait perdre aiſément par une differente façon de la tenir, qui facilite du tout au tout le catetheriſme; la voici.

Maniere de ſonder les hommes avec la Sonde à femme.

Il faut tenir la verge droite, & introduire perpendiculairement la Sonde-à-femme, le bec tourné vers le ventre, juſqu'à l'arcade du pubis; l'inclinant enſuite doucement avec la verge vers l'anus, elle entre d'elle-même, pour peu qu'on la pouſſe, & aye la précaution de la tenir ferme, afin que le bec ne tourne du haut en bas; ce qui pourroit porter obſtacle à ſon intromiſſion, parcequ'il s'arrêteroit à la partie inferieure du canal de l'uretre, ou au verumontanum, ou au bas du col de la vessie, & c'est ce qui arrive fréquemment, par le tour qu'on donne à la Sonde ordinaire, pour la faire entrer dans la vessie vers l'arcade du pubis, où le bec de cet instrument est encore trés-souvent arrêté.

Avantages de la Sonde à femme.

Un Malade qui a une vessie paralitique, & ne peut uriner que par le moyen de la Sonde, qu'il est obligé de s'introduire lui-même, ou de se la faire introduire par des gens inexperts dans la Profession, à cause que le Chirurgien n'est pas toûjours à portée, peut se sonder à l'aveugle avec cette Algalie sans douleur: cela ne souffre même aucune difficulté; car, on ne sçauroit disconvenir, qu'il est bien plus facile de diriger un corps droit, qu'un courbe, sur tout quand la route par laquelle il doit passer est flexible & prend la figure que l'on veut, comme l'uretre.

Ce n'est pas là le seul avantage qu'on retire de cette Sonde; la direction de son canal offre une pente aux urines plus aisée qu'aucune des Sondes courbes sans coude qu'on ait inventé jusqu'à present: pour cet effet, j'ai augmenté encore cette facilité; j'ai retranché la petite courbure de cette Sonde, je l'ai faite faire presque droite, & la Sonde plus longue qu'à l'ordinaire, pour atteindre jusques dans la vessie.

Le bec par ce moyen se trouvant de niveau avec les urines, avantage qui n'est pas si grand dans les Sondes reformées, à cause qu'elles ont une courbure raisonnable, on évacuë jusqu'à la moindre goute de cette liqueur; & par cette évacuation trés-importante, on prévient les impressions fâcheuses de sa salure, qu'une portion de cet excrément devenu acre fait sur la vessie, lorsqu'elle y séjourne; tenant la Sonde baissée, on rend la pente presque aussi paralléle au courant des liqueurs, que celle qui est faite par la Taille ordinaire.

Je n'avance rien ici qui ne soit bien autorisé, & que je n'aye éprouvé en présence de M. Le Dran Chirurgien Juré & en Chef à l'Hôpital de la Charité de Paris, assez connu par sa probité & son érudition, de Mr. Ruffel Chirurgien Juré, fameux Anatomiste, de nombre d'Assistans, ausquels je fis part de cette Methode dés que je l'eus découverte. Après avoir introduit ma Sonde-à-femme dans la vessie, dans laquelle des mains plus délicates que les miennes n'avoient pû insinuer l'Algalie-à-homme, parceque le canal étoit délabré, & on y avoit fait plusieurs tailles, j'ouvris l'organe urinaire dans sa partie anterieure, pour reconnoître la veritable situation de la Sonde; il fut verifié que la Sonde, tenuë dans un certain milieu, ne faisoit qu'une route droite, par laquelle les urines pouvoient s'échaper d'elles-mêmes.

J'ai reïteré maintefois la même experience avec Mr. Ruffel, sur des vessies dont le col n'avoit point été dilaté par les tenettes, nous avons toûjours trouvé la même déclivité; qu'on se repaisse l'idée de la structure de la partie, on n'aura point de peine à se le persuader, de même que la facilité de l'introduction,

qui

qui m'a également réüſſi ſur des Sujets tant morts que vivans, dont un embarras extraordinaire du canal n'avoit pû permettre l'entrée à la Sonde uſitée.

Ma methode ne manque pas de Suports, nombre de Chirurgiens l'ont encore goûtée, & de façon même, qu'ils ont été ſurpris, par l'exercice habituel qu'ils en ont fait avec un ſuccés au-delà de leurs attentes, qu'une façon de ſonder ſi naturelle & ſi avantageuſe au Chirurgien & au Malade, fût enſevelie dans l'oubli. Tous les Chirurgiens raiſonnables ne ſe refuſeront pas à un fait ſi clair & ſi évident, tout parle ici de ſoi-même & s'y montre; mais on n'a garde de croire que certains la reçoivent, ſaiſis d'une préſomption naturelle, on les a déja vû s'y aheurter de maniere à vilipender cette methode, comme peu digne d'eux, & proſcrite par leurs loix comme ſurannée.

Maniere de faire l'inciſion de la ligne blanche & de la veſſie.

Le doigt que Mr. Morand a porté ſur la veſſie à travers la peau & les muſcles, paroît être deſavantageux, on doit craindre qu'il ne déchire le tiſſu cellulaire, ne le ſepare d'avec la membrane externe de la veſſie, ne fourniſſe de là une voye à l'infiltration ou à l'épanchement de l'injection du pus, de la ſanie, ou des urines.

Il y a lieu de croire que Mr. Morand a ſubi ce danger, ſi on conſidere qu'ayant inciſé la ligne blanche ſeparément de la veſſie, il a accompagné toûjours du doigt-indice de la main gauche, le Biſtouri qu'il tenoit de la droite, dans l'inciſion de cette entrelaſſement aponevrotique, comme il le pratique auſſi à l'ouverture exté-rieure : ſon Livre en fait foi, page 235. & 236.

Le doigt avançant à pas reglez du Biſtouri, s'enfonce dans l'ouverture de la ligne blanche à meſure que l'inſtrument l'agrandit, & rencontrant le tiſſu cellulaire attaché à la face poſterieure de cette partie, il pouſſe les filamens de ce tiſſu devant lui, les allonge à meſure, les tiraille conſiderablement même, ſi on a égard à la longueur de l'inciſion qui étoit de prés de quatre travers de doigt au Malade de Mr. Morand,* & au relâchement du tiſſu, qui n'eſt pas ſi long vers la partie ſuperieure de la veſſie que vers ſon col, où il eſt, comme l'Anatomie nous l'aprend, beaucoup plus étendu & plus alongé.

* *Voyez ſon Hiſtoire.*

Or, le premier filament que le doigt a pris devant lui à l'extrémité ſuperieure de l'inciſion de la ligne blanche, eſt mené, tiraillé, étendu avec force juſqu'à l'extrémité inferieure; ſçachant par l'Anatomie que ce tiſſu eſt trés-fin, on a raiſon de penſer qu'uni à la veſſie, il peut être aiſément ſeparé d'elle, & d'autant plus que le coup de Biſtouri ne ſe borne pas à la ligne blanché, de laquelle le tiſſu peut être auſſi écarté, mais il ſe prolonge dans le corps du tiſſu, qui, malgré le gonflement de la veſſie, lequel l'aplatit de façon à l'effacer pour ainſi dire dans certains Sujets, ſe trouve neanmoins trés-épais ſouvent, & ſur tout dans les Perſonnes un peu graſſes, donc le doigt ne peut s'y promener ſans le diviſer de plus en plus.

Cette diviſion eſt encore aggrandie quand on s'eſt fait jour juſqu'à la veſſie, parcequ'on retâte alors cet organe pour ſentir la fluctuation de la liqueur injectée : en quoi Mr. Morand paroît avoir bien peché, car il dit qu'il ſentit la fluctuation dans une étenduë de deux travers de doigt ; * ce qu'il ne peut avoir fait ſans avoir promené le doigt, qu'on raméne à la partie ſuperieure de la veſſie, en tirant le tiſſu cellulaire en haut ; ce qui ne ſçauroit encore s'éviter par la manœuvre que Mr. Morand a faite : " puis " on ouvre la veſſie, & on pouſſe trés-vite le cro- " chet naturel, qui eſt le doigt, dans ſa capacité. "

* Pag. 235.

Mr. Morand ayant pratiqué cette methode, a groſſi de ſurcroit le danger dont nous venons de parler ; j'en ſuis certain, car, ſans une telle précipitation, on peut entrer dans la veſſie ; autrement, il eſt facile d'enfoncer les lévres de ce viſcere, qui tendent toûjours à s'approcher, de les éloigner, de les ſeparer du tiſſu cellulaire : Perſonne ne peut ſçavoir la reſiſtance que ſent l'Operateur ; ſupoſé que l'inciſion ſoit trop petite, ou qu'ayant manqué l'entrée de la veſſie, veu qu'elle s'affaiſſe vite par l'iſſuë de l'injection, un Lithotomiſte, moins prudent que temeraire, la cherche à tâtons, & ambitieux de paſſer pour adroit, y plonge le doigt avec une promptitude ſans pareille : Mr. Morand, à ſuivre ſes paroles, a commis cette inadvertance.

Voyez la page ci-deſſus marquée.

En premier lieu, il marque qu'il plongea ſon Biſtouri dans la veſſie, en la coupant trés-vite de haut en bas vers le pubis ; enſuite il continuë, qu'aussitôt qu'il eut fait assez d'ouverture pour passer son doigt, il l'introduisit: mais il ne considére pas que son expression premiere, dénote que la vessie étoit presque toute ouverte dans le tems de l'intromission de son doigt, par conséquent affaissée pour le moins à moitié; d'où il resulte une évasion plus subite de l'injection, & un risque plus grand de déchirer le tissu cellulaire.

L'injection insinuée dans l'entrepôt qui s'est presenté à elle dans son issuë, y séjourne avec les urines, ou la supuration qui la suivent de prés: l'experience l'a d'autant plus confirmé sur le Malade de Mr. Morand, que la Sonde mise seulement au bout de quelques jours aprés l'operation, qui fut faite le 27. Mai 1727. & ôtée le 14. Juin, les urines sortirent par la playe; remise le jour même, mais ôtée le 21. Juin, jusqu'au 22. rien ne coula ni par la verge ni par la playe: Cette retention ne pouvoit pas certainement être attribuée à un manque de filtration des reins, ni à un embarras des bassinets: M. Morand n'en parle point; quand il l'allegueroit à present, la qualité & la quantité d'urine que son Malade rendoit auparavant, feroient contre lui.

Ces matieres peuvent alors miner le tissu cellulaire, elles n'ont même en effet aucune peine à caver sa substance, vû que les cellules de ce tissu se correspondent mutuellement; le tour de la vessie est miné peu à peu, mais moins que la circonference de son col & de la naissance de l'uretre, à cause que la position du tissu dans l'affaissement de la vessie, la correspodance de ses celules, déterminent les matieres vers le bas, & leur offrent une pente naturelle; cela fait que les côtez de la vessie paroissent immédiatement couverts du tissû applati, & ne sont inondez, moüillez ou abreuvez d'aucun liquide sanguinolant, sereux, puriforme ou urineux.

Voilà d'où vient que Mr. Morand n'a pas trouvé, comme il l'anonce, à l'ouverture du Cadavre de son Taillé, ni pus, ni urine, ni sérosité sous le pubis, ni sous les muscles piramidaux, ni dans les aînes, ou le long des cordons spermatiques; il eût falu que le bassin eût versé de liqueur épanchée ou infiltrée, pour qu'elle fût parvenuë à ces derniers endroits, vû la pente facile & natutelle qu'elle a vers les parties adjacentes à la face posterieure de la vessie: la matiere parvenuë facilement à cet endroit, ne reste guere à se pervertir & à impregner toutes ces parties de sa mauvaise qualité; la pourriture peut s'étendre par ses fusées, tout le long de la verge, vers le fondement & ailleurs: cette pourriture est d'autant plus redoutable, qu'il est trés-difficile d'y remedier, & qu'on ne la guerit qu'à l'extrémité; le corps graisseux tombe dans une fonte generale, les organes destituées de leur humide ordinaire, s'affaissent, se crispent, se retrecissent; leurs fonctions s'affoiblissent, le sang s'apauvrit, le Malade s'atrophie, & la machine animale périt. Le Malade de Mr. Morand a subi précisément cette catastrophe, comme nous verrons plus bas; quoique j'en reconnoisse la Sonde pour cause occasionnelle, je n'attribuë pas également que Mr. Morand ce desastre à la Sonde seule: s'il veut être sincére, il n'en sçauroit disconvenir; mais il veut éluder cet obstacle, pour soûtenir les moyens qu'il propose temerairement dans le cas de l'épanchement de l'urine ou de l'injection dans le bassin, lesquels nous aurons le plaisir d'examiner plus loin.

Comment il faut inciser la vessie pour ne point déchirer le tissu cellulaire.

Pour parer donc l'inconvenient de déchirer le tissu cellulaire, en rompant avec le doigt porté sur la vessie avant de l'ouvrir, la liaison lâche & fine qu'il a avec elle, il paroit trés-essentiel d'ouvrir d'un même coup de Bistouri la ligne blanche & la vessie, suivant l'idée de Mrs. Winslou, de Lapeyronie & Thibault, mais à la faveur de la Sonde, afin de ne pas courir le risque d'ouvrir la vessie au-delà de son fonds, ou par le ventre, parceque sa connoissance peut-être ravie par une tension de la ligne, blanche que le relâchement des muscles droits, ou la situation déja expliquée, prévient pourtant, (mais c'est encore trés-fraudulеux) & par une épaisseur du tissu cellulaire, soit naturelle ou occasionnée par le gonflement de la vessie, laquelle on n'aura pas pû ou voulu injecter davantage sans danger.

Le bec de la Sonde se sent toûjours au-dessus du pubis; on le reconnoîtra encore plus clairement l'ouverture des tegumens étant faite, la tension de la ligne blanche ne sçauroit le ravir; en observant la regle de plonger quelques lignes au-dessous de ce bec, le Bistouri dans la vessie, on ne traversera point dans le ventre, la vessie fera une espece de chaperon sur le bec de la Sonde, qui l'empêchera de s'affaisser dans l'instant de la sortie de l'injection, suposé que le Serviteur Chirurgien ait le soin de tenir la Sonde conformément à l'ordre qu'on lui aura donné.

Le tuyeau des Sondes ordinaires étant solide, je prévois que ne pouvant être tenu que vers le milieu des cuisses, il embarrasseroit l'Operateur, & le Serviteur obligé de le baisser avec une certaine force, augmenteroit la douleur du Malade; c'est pourquoi, je crois raisonnable d'imiter Mr. Berrier, qui a corrigé ces défauts par une Sonde dont la courbure est ferme & le tuyeau flexible; il s'en est servi, pour la premiere fois, dans une seconde Taille au Haut-Appareil qu'il a faite à Saint Germain-en-Laye, avec tout le succés qu'un homme de son génie peut meriter: l'Histoire succinte & fidéle que j'en vais donner, fera plaisir je le pense au Public, & lui marquera de plus le prix de la Cystitomie hypogastrique.

Histoire de la Taille au Haut-Appareil faite à Saint Germain en Laye en 1728.

Le 26. Septembre 1728. entre midi & une heure, Mr. Berrier Chirurgien de Saint Germain-en-Laye, fit l'operation de la Taille au Haut-Appareil à un Enfant de treize à quatorze ans, en presence de Mrs. Helvetius premier Medecin, & Lafosse premier Chirurgien de la Reine.

Premierement, il entroduisit une Sonde dont la courbure est ferme & le tuyeau flexible, renversant la Verge & la Sonde entre les cuisses du Malade, où un Serviteur les tint sujettes: Il fit son incision entre les muscles droits, penetrant jusques dans le bassin; alors il mit le doigt indice de la main gauche dans le baſſin, & ayant fait relever la Sonde & la Verge du Malade, injecta par la Sonde quatre ou cinq onces d'eau tiede qui fut ſuffiſante pour former une ondulation ſenſible, ayant laiſſé la Sonde dans la veſſie ſur l'ongle du doigt indice, avec lequel il tiroit la partie ſuperieure de la veſſie du côté des inteſtins, il plongea enſuite de la main droite un Biſtouri demi courbe, rond & tranchant à l'extrémité, dans le corps de la veſſie, en alongeant ſon incision ſous le pubis; avec l'index de la main gauche coulé dans la veſſie, il chercha la Pierre, & la trouva attachée à la partie ſuperieure de la veſſie proche ſon fonds : ne pouvant la faire tomber vers le col avec le doigt, il raporta le Biſtouri dans la veſſie, afin d'agrandir l'inciſion de bas en haut, ce qui lui permit de la détacher avec facilité; mais n'ayant pû l'extraire avec les doigts, comme elle étoit un peu groſſe, il la tira avec les Tenettes: C'eſt une Pierre murale fort âpre, de la groſſeur d'un petit œuf de poule, & du pois de neufs gros.

Le Malade fut penſé à ſec, & on le coucha: une heure aprés il fut ſaigné, & fut aſſés tranquile quatre heures; enſuite on le pança avec un plumaceau couvert d'un digeſtif ſimple, une embrocation avec l'huile roſat & l'album rhaſis, des compreſſes trempées dans une fomentation d'abſynthe, camomille & hypericum boüillies dans l'eau: le pancement a été renouvellé de ſix en ſix heures de même, juſqu'au neuviéme jour de l'operation; tout le tems s'eſt paſſé ſans fiévre,

&

& rien d'extraordinaire : du neuf au dix, l'urine a commencé à couler par la verge ; du dix au treize, il n'est point sorti d'urine par la playe, mais un peu de matiere graveleuse, qui venoit du fonds de la playe avec la supuration qui étoit loüable.

La nuit du treize au quatorze, le Malade urinant, il s'insinua de cette matiere graveleuse dans l'uretre, qui empêcha l'urine de sortir librement, & l'obligea à refluer par la playe ; mais comme il en paroissoit à l'extrémité du gland, le Malade en fit sortir lui-même ; l'urine reprit son cours, & depuis ce tems coula par la verge ; le fonds de la playe s'incarna, & la playe exterieure fut entierement guerie en dix-huit jours.

De cette Cure on conclurra peut-être, que le doigt porté à travers la peau & les muscles sur la vessie, doit moins déchirer le tissu cellulaire, & que les abcés dans le voisinage de la vessie sont moins à craindre par consequent que je ne l'ai dit, puisque Mr. Berrier n'a pas eu la disgrace de voir survenir à son Taillé aucun abcés, quoiqu'il eût penetré dans le bassin, la vessie étant vuide, auquel cas il devoit davantage déchirer le tissu : Il est aisé de resoudre cette difficulté. La Sonde laissée dans la vessie, aura évacué par le bas une grande partie de l'injection ; outre cela, ne vaut-il pas mieux prendre toûjours le certain que l'incertain ? quoiqu'on ait réussi à décroupir la matiere épanchée dans le tissu cellulaire, & à la déchatoner avantageusement d'un tel réduit, comme l'a eû fait Mr. Cheselden, c'est un bonheur qu'on ne peut se promettre, & dont il faut se défier ; la raison suggere cette précaution, la structure du tissu la demande.

Façon de porter le Bistouri dans la vessie pour l'ouvrir.

Mr. Morand a ouvert la vessie en portant le Bistouri perpendiculairement, mais j'aimerois mieux le porter de haut en bas & obliquement, pour oser, comme dit Mr. Winslou, commencer l'incision assez haut, s'éloigner de l'endroit ou le peritoine se rebrousse & se separe de la portion anterieure du tissu cellulaire, pour couvrir la partie posterieure de la vessie tenduë par l'injection.

Il faut observer la même regle, quoiqu'on se serve du Bistouri courbe; mais le Bistouri droit suffit, pourveu qu'on ait la précaution de coucher pour ainsi dire le poignet sur le ventre, de couper, d'agrandir l'incision de la vessie de dedans en dehors, en élevant & retirant le Bistouri à-peu-prés de même qu'on retire la lancette dans la saignée pour ouvrir le vaisseau aprés l'avoir piqué : pour lors il n'y a pas à craindre de blesser, ni les parois, ni le fonds de la vessie; risque qu'on court neanmoins, je supose qu'on n'employe pas le moyen déja proposé, lorsque l'instrument est tenu toûjours perpendiculairement, quoique courbe, parcequ'on veut suivre la vessie, qui s'affaisse dés être ouverte, se contracte par sa vertu élastique, & s'enfonce dans le bassin.

Inutilité des Ciseaux.

Les Ciseaux courbes dont se servoit Mr. Macgill pourroient bien être d'usage, mais la simplicité doit être observée dans les operations; tant qu'on peut faire d'une pierre deux coups,

& se dispenser d'employer plus d'un instrument, il n'en est que mieux, pour la promptitude de l'operation & la tranquilité du Malade ; je craindrois même qu'en introduisant les Ciseaux, la branche superieure ne dilacerât le tissu cellulaire, si on étoit obligé d'alonger l'incision un peu au-delà de la ligne blanche sous le pubis, où l'on ne pourroit aussi l'étendre avec facilité : il paroît ainsi plus à propos de faire le tout avec le Bistouri droit, observant de le tenir bien court, & d'accompagner de l'index de la main droite qui le tient, sa pointe aussi avant qu'il est possible.

Avis de certains, sur l'introduction de la Sonde crenelée dans la vessie aprés son ouverture.

Quelques-uns conseillent, pour étendre l'incision de la vessie, d'introduire dés son ouverture faite, une Sonde crenelée, & de l'élever, afin de couler dans sa crenelure un Bistouri ou Ciseaux avec la main droite, tandis qu'on prendroit la Sonde de la gauche : mais, il y a lieu d'apprehender que la vessie, par son mouvement de ressort, se retire de dessus la Sonde, glisse & se dérobe au tranchant de l'instrument ; enfin, que le col coure grand risque d'être interessé, si on la suit ; & cela, à cause qu'elle n'est point suspenduë vers l'ouraque ; ce qui se pourroit à la verité faire, en tenant le doigt-indice ou le crochet naturel de la main gauche en travers, & appliquant sur son corps la Sonde assujetie par le pouce, le medius seroit aussi introduit, s'il y avoit moyen, & si la playe étoit assez longue : le doigt * qui sert de crochet, ou la Sonde creuse laissée dans la vessie, comme je

* *Mr. Thibault a ima-*

l'ai conseillé, sont cependant préférables; ils suspendent la vessie vers son fonds, la tiennent tenduë, & la rendent plus propre à être coupée: de ces deux moyens, la Sonde sembleroit encore l'emporter, elle feroit l'office du doigt, & ce crochet naturel serviroit de point d'apui & de guide fidéle au Bistouri dans l'étenduë de l'incision; ceci n'est point une conjecture, on peut en appeller à l'experience, elle parlera là-dessus.

giné le premier la façon de porter le doigt en forme de crochet vers le fond de la vessie, & Mr. Morand l'a imité.

Qu'il est necessaire de derober les urines à la playe de la vessie, pour prévenir les accidens qui suivent leur écoulement, lequel ne peut point soulever les sables & les entrainer, comme Mr. Morand prétend.

Au Haut Appareil, dés l'Operation faite, on doit tenter la reünion de la playe de la vessie, & ne laisser du tout couler aucune matiere par la playe, parcequ'elle peut enfiler tôt ou tard le tissu cellulaire; puis, nulle necessité ne demande sa sortie par en haut, elle retarde de beaucoup la Cure, comme il n'y a pas lieu d'en douter; il faut à cet égard la déterminer vers le bas, & lui former une pente aisée, en quoi est toute la difficulté: L'usage d'une sonde appropriée, telle que nous la décrirons, est ici trés-necessaire, il doit être fait dés les premiers jours, pour détourner les urines de la playe, les rapeller à leur voye ordinaire; cet excrément ainsi dérivé, entrainera par son courant les grumeaux de sang & même du sable, s'il y en a dans la vessie; & cela avec d'autant plus de facilité, que ces matieres trouveront une route déclive qu'elles sont naturellement disposées à suivre.

Je ne dis pas que la liqueur urinaire puisse tout charier par l'uretre, mais qu'elle en entrainera une grande quantité: l'experience des gens qui rendent du ſable avec les urines, autoriſe ce ſiſtéme.

L'ouverture de la veſſie n'offre pas la même facilité, les urines y montent contre leur propre poids; les parties groſſieres terreſtres ſabloneuſes, contenuës dans cet excrément, doivent ſe porter par leur naturel peſant, au fond de la veſſie; ce ſediment agité, diviſé par les urines, ſe mêlera bien avec elles, pourra ſe partager même en trois portions plus tenuës l'une que l'autre; la plus fine, qui ſera l'amas des parties ſabloneuſes les plus déliées, n'ayant preſque point de poids, ſurnagera les urines, & fera ce qu'on appelle une nuée qui ne ſera point liée, comme il arrive lorſque l'urine a été expoſée à l'air. Un autre amas moins délié, plus groſſier ou viſqueux, ne pourra être porté par les urines à leur ſurface propre, il gardera le milieu, nagera entre deux urines, & fera ce qu'on appelle une ſuſpenſion; mais les parties ſabloneuſes les plus maſſives décendront, ſe précipiteront au fond de la veſſie, & y formeront le ſediment ou tartre: C'eſt préciſément cette matiere tartareuſe qui merite d'être évacuée, parceque ſon union étant aſſez compacte, elle peut ſervir de germe à une nouvelle pierre, ſa dureté l'a fait reſiſter à la diviſion des urines, qui ne peuvent auſſi la ſoulever, comme Mr. Morand ſe l'imagine, pour la faire ſortir par la playe de la veſſie.

Certaines experiences que l'on fait tous les jours prouvent ce que j'avance: Si l'on met de l'eau, & quelque matiere terreuse dans une bouteille, & qu'on la secoüe fortement, on verra les matieres terrestres se confondre avec les liquides; mais, non pas entierement quelquefois, car les plus grossieres tiennent presque toûjours le voisinage du fond de la bouteille, du moins si elles se portent en haut, elles tombent dés qu'on cesse de secoüer la bouteille, malgré que les parties du liquide soient encore toutes émûës, agitées, & confondent avec elles les parties terrestres les plus fines.

Or, faisant une application de ce qui se passe dans la bouteille à ce qui arrive dans la vessie, quoique l'une soit un corps animé l'autre inanimé, on ne pourra disconvenir que l'agitation de l'urine dans la vessie, ne soit infiniment moindre que celle de l'eau dans la bouteille, attendu que ce liquide ne distile que par goutelettes, & l'organe urinaire est lezé, car la solution qui y a été faite diminuë sa puissance; ce viscere ne se contracte pas fortement comme il faudroit qu'il fit, pour expulser de sa capacité les grains du sable avec l'urine : suposé que ce mouvement arrivât, il seroit contre nature, convulsif, trés-dangereux par conséquent pour le Malade.

La vessie ne se resserre que peu à peu, & dans le cas de son ouverture elle ne se resserre presque point : je puis l'avancer, à cause qu'elle est toûjours affaissée, ses parois raprochez ne peuvent s'écarter que par l'effort que font les urines amassées en une certaine quantité contre elles, & pour lors elles se soulevent insensiblement; mais, quand la vessie est ouverte, les urines ne peuvent guere la gonfler, à mesure qu'elles descendent des uretéres, elles sortent pour-ainsi-dire d'elles-mêmes, sans éloigner les parois de la vessie, & cela par raport à l'issuë qui s'y rencontre, ou, pour m'expliquer plus clairement, les urines distilées des uretéres sejournent dans la vessie, leur quantité augmente, & parvenant à la hauteur de la playe, ou de la distance qu'il y a de la base de la vessie à son ouverture, elle peut élargir la vessie, mais pas beaucoup, parceque cet organe resiste aux urines, les presse; par cette resistance, les urines pressées & renvoyées sur elles-mêmes, ne pouvant retrograder, & n'étant balotées dans ce viscere de façon à s'opposer une resistance mutuelle, sortent sans effort: or, la quantité des urines amassées doit être petite, incapable par conséquent de soulever les sables, sur tout si la vessie en est bien chargée; de plus, elle dort, si je puis me servir de ce terme, dans la vessie, & ne joüit que de son mouvement propre de liquidité, qui n'est guere augmenté par ce viscere, comme nous l'avons prouvé, puisque ce viscere est presque immobile: une grande preuve même de cela, c'est qu'à la suite des playes de cause quelconque penetrantes dans la vessie, cet organe, aprés la guerison, a de la peine à reprendre son tonus naturel, qu'elle n'a point perdu, puisque les agens y influent toûjours, mais qu'elle a gardé par contrainte engourdi ou envelopé, ſes fibres, dans ce grand affaiſſement, ſe ſont fletries, reſſerrées & rentrées en elles-mêmes; ainſi, elles ont de la peine à devenir ſouples, à prêter & à s'alonger: voila la ſeule cauſe des douleurs qui ſe font ſentir alors, leſquelles paſſent pourtant au bout de quelques jours; pareil accident arrive à l'uretre aprés cette operation.

Sonde appropriée convenable pour évacuer les urines & les ſables.

Afin d'empêcher les grumeaux de ſang & de ſable de s'arrêter au col de la veſſie, comme Mr. Morand l'apprehende avec juſte raiſon, en ſe ſervant de la ſonde ordinaire, * il faut employer la ſonde appropriée dont j'ai parlé: ſi on ſoupçonnoit une grande quantité de ſable dans la veſſie, & que ſon excretion par la Sonde ne fût pas équivalente, n'y auroit-il pas moyen encore de lui donner iſſuë, en faiſant coucher le Malade par repriſes ſur le ventre? les urines n'excorieront pas de cette façon les parties circonvoiſines.

* *Voyez page* 240.

Il ſemble qu'il ſeroit à propos que la playe, dans une telle ſituation, portât à faux & ne touchât le lit immédiatement, attendu que les parties ſont comprimées, & cette preſſion reſſerrant la veſſie, peut porter quelque obſtacle à la ſortie des matieres contenuës dans ſa capacité; un bourrelet molet & de grandeur convenable, ſur lequel les environs de la playe reposeroient, pourroient peut-être corriger ce défaut, mais j'y craindrois auſſi le même accident de la preſſion.

Il vaudroit mieux élever par des oreillers ou couſſins mis ſous les matelas, les cuiſſes du Malade, de maniere à faire écarter les inteſtins de de la veſſie, & les faire deſcendre vers l'épigaſtre, obſervant d'ôter le traverſin, pour que la tête fût plus baſſe; cet expedient paroît favoriſer l'excrétion des matieres, & ôter le ſujet de jamais conclurre que cette ſituation puiſſe occaſionner quelque inflammation à la playe, j'entends par elle-même, j'excepte les urines: elle peut à la verité gêner certains Malades juſqu'à ne pouvoir s'y tenir; en ce cas, il faut recourir à la Sonde que j'ai inventé, & dont je donnerai la deſcription: les urines paſſeront par le bas avec facilité, & entraineront avec elles toutes les matieres ſabloneuſes, ſans rien ceder à l'iſſuë que leur offre la ſituation du Malade ſur le ventre, laquelle je n'ai propoſée qu'à la rigueur; le cours de ces matieres ſera encore plus grand, ſi on fait uſer au Malade ſans relâche des délayans & diuretiques doux, pour les diviſer, les diſſoudre & les charier au-dehors.

Ne ſçachant aucun moyen propre à remplir toutes les indications, comme celui que j'ai inventé, Mr. Morand devoit eſſayer la ſituation de repoſer ſur le ventre à ſon Malade, elle lui auroit peut-être également réüſſi qu'à l'Enfant taillé à St. Germain par Mr. Berrier; il eſt impoſſible qu'il n'en eût conferé avec pluſieurs Perſonnes, le Haut-Appareil trouvoit pour lors aſſez de Partiſans, je lui en parlai moi-même un jour à la ſortie de l'Hôpital de la Charité. Quelques jours paſſez, & croyant la veſſie aſſez épurée par ce moyen, il faloit, pour hâter la réünion de la playe, & ſeconder l'effet de la Sonde introduite immédiatement aprés ; comme il a été pratiqué : * il faloit, dis-je, permettre au Malade de marcher * quelque peu chaque jour en differentes fois, l'y obliger même s'il n'avoit pas voulu, en lui montrant la necessité ; ce qu'un Malade ne refuse guere, car il est toûjours plûtôt prêt à se lever qu'on ne veut ; celui de Mr. Morand y étoit sur tout bien porté, par ses chatoüillemens : on le fait soûtenir s'il est trop foible ; s'il ne peut marcher qu'avec peine, il faut le laisser dans le lit, mais le faire mettre à son séant.

Voyez page 254.

Il n'y a pas lieu de douter qu'on sous-entend que la Sonde est ôtée pour lors, quoique cela tombe sous les sens on s'est crû astreint à le dire pour éviter la chicane.

L'avantage qui resulte de ces deux situations est trés-grand & trés-clair à comprendre ; les intestins pesent sur la vessie, la compriment, l'appliquent contre les os pubis, la froncent, l'empêchent de s'élever, raprochent par les plis qu'ils lui font faire, les levres de la playe, ils agissent mediatement sur les urines, & les déterminent à sortir par l'uretre, non-seulement comme la pante la plus déclive, mais comme l'endroit le plus foible & qui leur fait le moins de resistance.

Je ne m'étonne pas de la mort du Malade de Mr. Morand, sans parler de la premiere cause : Mr. Morand ne devoit pas s'attendre à moins, voyant que le séjour de la Sonde fatiguoit, ou l'esprit du Malade fantasque, ou plûtôt sa vessie délicate : Un homme qui doit rester long-tems dans un lit, ne sçauroit garder toûjours la même situation, comme Mr. Morand le donne à entendre, page 242. il doit la diversifier même, pour prevenir l'excoriation qui arrive d'ordinaire au coccix, gagne le dos, les fesses, & est accompagnée fort souvent de la gangrene; il ne peut se bouger, quelque doux qu'il soit dans ses mouvemens, sans que la Sonde choque contre les parois de la vessie, les froisse & ruïne chaque jour un peu la substance de ce viscére.

Tout prouve, en un mot, qu'un corps roide & dur, ne peut être que trés-onéreux par son séjour à la vessie, l'uretre doit aussi le suporter avec peine dans son canal, la courbure de cet instrument augmente de beaucoup le ravage: Mr. Morand dit s'être servi d'une Sonde courte; mais, telle qu'elle soit, son bec est toûjours plus long que celui de la Sonde-à-femme, sa courbure plus grande.

La vessie dans sa contraction pour expulser l'urine rencontrant ce bec, ses fibres nerveuses sont vivement ébranlées, les glandes comprimées, les vaisseaux capillaires déchirez, les sucs doivent s'arrêter à l'embouchure de ces tuyaux, s'y fixer, s'y congeler, s'y endurcir, & former une croute dure, caleuse, qui durcira par succession de tems, la vessie deviendra aussi caleuse & racornie: quelles suites funestes alors pour le Malade de Mr. Morand, s'il rechape de son operation! au lieu de travailler à amolir & rendre souple ce viscere, que la pierre a resserré, épaissi & durci par ses frotemens, comme il arrive à la plûpart des Pierreux, & sur tout à ceux qui sont âgez, lorsque ce corps œterogene y séjourne un certain tems; conserver ensuite à cet organe son bon état, s'il a été possible de l'y redonner, ce qui n'arrive pas toûjours, on le pervertit encore davantage: Si la Sonde peut convenir, la Sonde-à-femme doit avoir certainement la préference; & à celle-ci, il n'y a guere que la Sonde de plomb, pliée à la mode ingenieuse de Mr. Le Dran, qui puisse le disputer; elle doit faire moins de douleur par sa molesse, & relâcher les fibres de la vessie par sa qualité fondante.

Description d'une nouvelle Sonde.

Je préfererois cependant une Sonde flexible droite, d'une grosseur raisonnable, pourvûë des yeux comme les autres, ouverte à son bec, & dont la circonference de l'ouverture soit arrondie; pour le reste, elle doit être faite sur le modéle de la Sonde-à-femme que j'ai inventé. Je voudrois enveloper cette Sonde d'un urétére d'homme, ou d'un gros chien, qui fût assés large pour être replié * sur l'ouverture du bec, & assés long * pour tapisser le canal & sortir du pavillon, où il sera fendu à côté de l'une ou

** Je ne m'amuse pas à decrire la maniere de replier l'uretere, un chacun la prévoit aisément, soit sur le bec de la sonde-même, soit sur une autre sonde, ou en fendant l'uretere, aprés en avoir envelopé le dehors de la sonde des deux côtez, pour insinuer ensuite les deux bouts fendus dans le canal.*

** Si l'uretere n'étoit pas assés long, on y supléroit, en y liant par une couture circulaire, arrêtée selon les regles, la portion d'un autre uretere qui seroit necessaire: cette couture doit être mise dans le canal de la sonde, & les deux pieces agencées de façon qu'elles ne se dérangent point en les introduisant dans la sonde; en cas que l'uretere ne convint pas, ou qu'on eût de la peine à l'avoir, on peut se servir de même des boyeaux de Dindon, de la veine ombilicale du Fetus, ou de l'ouraque d'un Veau.*

des deux anses ou anneaux de la Sonde, afin d'être replié au-dessous ; il doit aussi être ouvert aux yeux de cet instrument, ausquels ses fentes seront proportionnées. Le canal de la Sonde doit être rempli par un Stilet percé à sa pointe à la façon des éguilles, comme Mr. Petit l'a inventé, & il est décrit dans le Traité des Instrumens de Mr. Garengeot : On passe dans cette ouverture trois ou quatre brins de fil, on les y arrête par des neuds, & on les coupe à la grandeur de deux ou trois lignes ; on les ébarbe ensuite, & passant le Stilet dans le canal de la Sonde, on fait sortir les fils ébarbez par l'ouverture du bec, observant que le Stilet doit pour cela déborder la Sonde de quelques lignes: aprés cette manœuvre, on tire un peu le Stilet par l'anneau, afin de ranger les fils ébarbez presqu'au niveau de l'ouverture de la Sonde ; puis on trempe le tout dans le suif fondu d'une chandelle, ce qui ferme la Sonde d'une maniere si douce & si polie, que le tissu spongieux de l'uretre ne peut s'y engager.

A la place de ce Stilet, on peut en substituer un pareil à celui qui sert au Porte-bougie, c'est-à-dire, qui ait une petite plaque vers son manche, pour l'empêcher de déborder de plus d'une ligne la Sonde, de laquelle on couvrira aussi l'ouverture, à la pointe du Stilet, avec un peu de suif fondu ; la Sonde sera attachée, & de maniere que son pavillon panche.

Usages de la nouvelle Sonde.

L'usage de cette sonde paroît être absolument necessaire, il remplit toutes les indications : le

Stilet ôté, la Sonde se repliera au bas du col de la vessie, & ne sortira point, comme j'ai prévû que la Sonde-à-femme feroit ; les matieres trouveront par son canal une issuë libre, facile ; le Malade la suportera sans douleur, à cause qu'elle cedera à la pression de l'uretre & s'y moulera ; l'uretere dont elle est envelopée ne pourra jamais se dégarnir, parcequ'il l'embrasse par dehors & par dedans, étant un corps membraneux & plus à l'abri de la pourriture que toute autre partie : mais, s'il est souflé, & un peu séché, on n'a rien du tout à craindre, il est d'une substance à ne point se déchirer, quoiqu'il soit abreuvé d'humiditez ; il matelassera l'urétre, & servant de corps intermediaire, garantira son tissu spongieux des froissemens que les spirales de la Sonde, en se desunissant par son séjour, y auroient faits, ou les déchiremens qu'ils y auroient produits quand on auroit tiré la Sonde de la vessie, qui en ce cas est aussi preservée de toutes les affections fâcheuses que les Sondes ordinaires lui occasionnent.

Canule flexible de Mr. Tolet : Usage qu'on pourroit en faire ici.

J'ai eu encore l'idée d'introduire pour la même fin, jusqu'à l'entrée de la vessie, la Canule flexible de Mr. Tolet ; mais garnie, bouchée, percée de même que la Sonde que je viens de décrire, dépourvûë d'anneaux, armée d'un Mandrin égal en longueur à la Sonde-à-femme, & dont la tige corresponde au corps de la Canule, s'y arrête de même que le bâton d'une Canoniere : on lieroit à la partie superieure du Mandrin, ou au-dessus de son talon, les deux bouts de l'urétere ; & on les tiendroit bien serrez contre son corps avec les doigts, afin de le tenir ferme, & d'empêcher qu'il ne se dégageât de la Canule, si on étoit astreint à le tirer un peu, pour donner la liberté à la membrane interne de l'uretre qui se seroit plissée, de reprendre son état ; ce qui n'arrive guere par nôtre façon de sonder : la Canule introduite on ôteroit le Mandrin, on passeroit aux deux côtez, à travers les deux bouts de l'uretre, une éguille enfilée d'un cordonnet ciré, qu'on attacheroit, aprés les avoir fendus, afin de laisser une issuë plus facile aux urines, à une Ceinture, un bout par devant, l'autre par derriere.

Le Malade par cet expedient, auroit presque tout son canal libre, & seroit moins embarrassé ; mais, je ne sçai si les urines, rencontrant les parois de l'urétére raprochées & effacées au-delà de la Canule, ne refluëroient pas dans la vessie, même, par quelque mouvement du Malade, ou situation qu'il pourroit prendre en dormant, si les cordonnets ne seroient tiraillez, les deux bouts de l'urétére déchirez, & si la Canule par conséquent ne s'enfonceroit dans la vessie, ou, suposé qu'ils ne fussent pas déchirez, si la Canule pesant sur leur fond, ne les déchireroit & entreroit dans la vessie ; à quoi il seroit possible pourtant de remedier, en choisissant une Canule qui eût deux trous à sa partie superieure, par lesquels on passeroit deux cordonnets, qui ne nuiroient à rien, parcequ'ils seroient entre les deux bouts de l'uretére, & attachez selon les regles.

Si cette Canule n'est pas reçûë pour les Hommes, elle doit l'être du moins pour les Femmes qu'on taillera au Haut-Apareil, & on reglera l'urétére sur sa longueur.

Assemblage des causes qui ont fait perir le Malade de Mr. Morand, & pourquoi il ne pouvoit en rechaper.

Il est tems de reprendre nôtre sujet, & de considerer que le Malade de Mr. Morand ne pouvoit fuir les prises de la mort ; car, outre le mauvais regime qu'il avoit observé, il y avoit des causes plus que suffisantes pour la lui occasionner: Une matiere épanchée, de la façon que nous l'avons expliqué, dans les environs de la vessie, ravageoit tout le perinée, tandis que les frequens hurtemens d'une Sonde venant de surcroit, déchiroient l'interieur de l'uretre déja pris d'inflammation, & y attiroient davantage l'orage dont il étoit menacé : de là il s'est fixé un abcés à l'urétre, une partie de ce canal a été usée, la peau de la verge, le corps caverneux gauche percé à côté, le dedans du scrotum dilaceré, inondé jusqu'au haut de la cloison, & par l'acreté érugineuse qu'avoit acquis la matiere purulente amassée depuis long-tems dans ces parties, la gangréne, aprés avoir gagné les parties exterieures, n'a pas eu de peine à saisir l'interieur de l'urétre, & à envahir l'interieur de la vessie.

Description succinte de la structure du Peritoine.

Je ne sçai ce qu'entend Mr. Morand à la pa-
„ ge 247. " par le tissu cellulaire de la mem-
„ brane qui recouvre la vessie anterieurement;
„ (ce sont ces termes) avec laquelle membrane
„ la vessie, continuë-t'il, s'étoit renduë étroite-
„ ment adhérente à l'endroit de sa cicatrice, &

là, son tissu étoit un peu plus ferme que dans « l'état naturel. Qu'il se plaît à parler par énigmes, à mettre dans l'embarras la conception des jeunes Eleves à peine initiez dans la Chirurgie, lui qui, en qualité de bon Maître, a tant marqué dans son Cours d'operations, à St. Côme, qu'il n'avoit que l'envie & le zéle de l'éclaircir, ayant refuté maintes & maintes divisions des Anciens dans les Maladies : ce n'est pourtant pas là, soûtenir ses avances ; mais, selon toute probabilité, il a voulu laisser la fusée à démêler à quiconque voudroit l'entreprendre.

Par ce mot de Membrane il sous-entend sans doute le peritoine, car il est assez bon Anatomiste pour connoître la ligne blanche, & admet pour lors deux lames ; mais, je suis surpris qu'il n'ait pas daigné suivre l'opinion de Mr. Winslou qui en a montré si clairement la fausseté, se faire de plus une gloire d'avoir puisé cette connoissance dans sa sçavante Lettre qui décore sa Dissertation, s'il l'ignoroit auparavant & étoit imbu du préjugé vulgaire.

Pour moi, qui me ferai honneur à jamais de me servir préférablement à tous autres, des principes que ma ponctualité à suivre religieusement les Cours de ce Roi des Anatomistes, m'a procuré l'avantage d'acquerir, je dis, suivant son langage, que le peritoine est composé d'une seule lame, d'où part un tissu filamenteux, vesiculaire ou folliculeux, qui l'attache aux parties charnuës & osseuses, lequel étant un peu serré & compacte par sa superficie, qui couvre la partie anterieure de la vessie, en impose, de même que dans toute son étenduë, pour une membrane qui n'a aucune face polie; ce que Mr. Mery a toûjours allegué contre le sistéme des deux lames : je ne fais pas un plus long détail de cette Membrane, celui-ci suffit pour donner une idée d sa structure; je renvoye les Curieux à la Lettre de Mr. Winslou, & à la Splanchnologie de Mr. Garengeot.

A l'égard de la cicatrice de la vessie, elle ne peut point être étroitement adhérente à la membrane dont nous venons de parler, puisqu'il y a entre-deux un tissu cellulaire dont Mr. Morand fait aussi mention, voyez la page 247. lequel étoit même, selon son raport, plus ferme que dans l'état naturel; il se contredit manifestement, & se plonge dans une erreur bien obscure dans l'adhérence étroite de cette membrane à la vessie, comme il la designe : le tissu cellulaire doit être confondu entierement, applati, effacé, impossible à cet égard à reconnoître; donc, c'est mal-à-propos que Mr. Morand dit qu'il étoit plus ferme que dans l'état naturel, parcequ'il devoit être bien reconnu pour le dire : or, si le tissu étoit trés-visible, la vessie n'étoit donc pas étroitement adhérente à la membrane; ce seroit plus plausible, s'il disoit que ce tissu s'étoit retréci, que la cicatrice de la vessie l'avoit en partie confondu avec elle, & la surface de ce tissu, qu'il appelle Membrane, paroissoit toucher la vessie, s'y unir, pour ainsi-dire, mais non pas y être unie ou adhérente.

L'état de la vessie dans son affaissement, donne même de la force à ce sistéme, & peut servir à nier le tout sans reserve. La vessie, quand elle est vuide, se cache sous les os pubis, & y reste dans son état naturel, jusqu'à ce qu'une quantité suffisante d'urine amassée dans sa capacité, la fasse gonfler & étendre.

Conviction tirée de l'affaissement de la vessie.

Dans le Haut-Appareil ce n'est pas de même; dés son ouverture, la vessie s'affaisse sous les os pubis, mais ne revient de cet affaissement qu'aprés sa parfaite guerison, à cause que les urines ont auparavant la liberté de sortir à mesure presque qu'elles y décendent, comme je l'ai prouvé, & sur tout si la playe est grande, comme elle doit l'être; la vessie pend pour lors en forme d'un morceau de tripe sur le rectum, elle est suspenduë par le tissu cellulaire du peritoine qui est entre elle & les muscles, & les os pubis: Ce tissu, j'entends parler de la portion qui est située entre la vessie & les muscles, s'affaisse avec elle, parcequ'il est attaché fort lâche aux muscles, & est allongé par le propre poids de la vessie; la surface de ce tissu ou membrane de Mr. Morand, doit être par consequent un peu éloignée de la cicatrice de la vessie, ne point s'y attacher étroitement, & d'autant moins, si vous considerez, Messieurs, que le Malade de Mr. Morand ayant gardé la Sonde pendant plus d'un mois, a été dans ce tems presque toûjours couché sur le dos: De là on peut à present conclurre, sans faire tort à Mr. Morand, qu'il a donné une subtilité captieuſe, plûtôt qu'une preuve ſolide, ou qu'il s'eſt trompé peut-être ſans le croire.

Ayant fait toucher au doigt & à l'œil l'affaiſſement de la veſſie, ſon réduit ſous la commiſſure du pubis, ce que pas un Ecolier n'ignore, il eſt aiſé de concevoir que ſa partie antérieure eſt ſa partie la plus cachée, que la poſtérieure ſe montre ſeule ; par conſéquent, que la playe qui eſt faite à la partie antérieure, doit être preſque toute nichée ſous les os pubis, & ne ſe manifeſter du moins en dehors que dans une trés-petite partie, qui doit correſpondre à la playe des tegumens ; ce ſeroit ignorer la mécanique de ce viſcere que d'admirer avec ſurpriſe cette correſpondance diſproportionnée & inégale, ou de ſe l'aproprier comme une remarque particuliere & inconnuë, & de vouloir la faire adopter aux autres en telle qualité. Je ne veux rien penſer de Mr. Morand, je renvoye tout à vôtre penetration, MESSIEURS, pour vous laiſſer le plaiſir d'examiner ſi ſon langage eſt naturel, „ quand il dit à la page 248." J'ai même re„ marqué que la petite playe des tegumens qui „ reſtoit à cicatriſer, ne répondoit qu'à une par„ tie de la cicatrice de la veſſie, l'autre étant „ cachée ſous les os pubis, quoique l'inciſion „ n'y eût pas été faite : La remarque, ſelon moi, eſt trop commune.

La veſſie eſt un corps élaſtique, elle ſe reſſerre, ſe dilate, a la liberté de reprendre ſon reſſort aprés l'avoir perdu, pourveu qu'il n'y ait pas trop de tems : elle ne peut être ouverte dans sa partie antérieure, comme elle doit l'être pour la Taille au Haut-Appareil, sans être éloignée du pubis, ou par l'injection ou par la Sonde, ou étant pincée à son fond par les doigts de l'Operateur, son ouverture alors & celle des parties exterieures se correspondent mutuellement & ne font qu'une route droite; l'ouvrage étant parachevé, la vessie reprend sa situation naturelle, de la façon que nous l'avons expliqué, & la route ou la ligne de sa playe à celle des muscles & des tegumens, est trés-oblique, attendu que ceux-ci restent toûjours, à cause de leurs attaches, dans le même état, & ne peuvent jamais passer ces bornes dans leur action quelconque.

Si l'on peut tirer la Pierre en quel endroit de la vessie qu'elle soit cachée.

Suivons à present, MESSIEURS, pied-à-pied Mr. Morand dans les conséquences qu'il tire de son Operation, & de celle qui a été faite à St. Germain-en-Laye, à l'avantage du Haut-Appareil, & peut-être pour l'outrer. Arrêtons-nous à la troisiéme conséquence, page 258. & voyons s'il ne se condamne pas lui-même: il dit, « qu'on « est sûr de tirer la pierre, en quelque endroit de « la vessie qu'elle soit cachée. Je nie cette « proposition, & prouve ma negative par la capacité des vessies, car il y en a qui sont fort grandes, & dont il est impossible de toucher le fond avec les doigts; pour peu qu'on ait verifié le fait sur des Cadavres, on doit en être convaincu: si on m'objecte que ces vessies sont saines pour l'ordinaire, & que celles des Pierreux sont épaisses, j'interromps pour un moment le fil de mon discours, & je dis, que si tant est que cela soit, toute vessie épaisse ne peut guere se dilater, ou si elle se dilate jusqu'au point de paroître au-dessus du pubis, elle perdra son ressort, ses fibres deja trop foibles n'ayant pû resister à l'injection, se sont allongées, distenduës au-delà de leur tonus naturel; donc, cet argument feroit contre le Haut-Appareil: or, cela ne me sera point objecté, j'en suis bien persuadé.

Outre que toutes les vessies ne sont pas de semblable nature, il y en a qui sont concentrées pour ainsi-dire à leur fond, & ne peuvent se dilater vers le pubis autant qu'il le faut, mais s'épanoüissent considerablement par côté, tantôt d'un côté, tantôt des deux, d'autres quelquefois sont enfoncées vers le rectum. Dans ces vessies, ou enfin dans les grandes, puisque celles-ci sont requises pour le Haut-Appareil, les doigts ne sont pas toûjours assez longs pour en toucher toute la surface interieure: la Pierre ne peut donc être saisie, sur tout si l'on n'employe que le pouce & l'index, à l'imitation de Mr. Morand, qui auroit dû faire sentir au Public, qu'en plongeant ces deux doigts en travers dans la vessie pour charger la pierre, on peut enfoncer les lévres de la coupe de la vessie, & les separer du tissu cellulaire; à quoi on est encore plus exposé, lorsque la vessie n'est point ouverte avec la ligne blanche. Pour mettre la pierre à la portée des doigts, il faut élever le rectum aux Hommes, & le vagin aux Femmes: cette manœuvre deja dite, eſt trés-neceſſaire, lorſque la pierre eſt petite, car elle échape aiſément; & comment l'avoir, ſi on ne la ſouleve par quelque induſtrie. Je ne ſçai d'où vient que Mr. Morand n'a pas conſeillé ce moyen, lui qui n'a pû ſe diſpenſer de le lire dans Douglaſſ & Roſſet, dont il a donné un Extrait: aparemment ne l'a-t'il pas jugé bon, ou a-t'il voulu n'inſérer dans ſa Diſſertation que du ſien, dans la croyance d'être plus admiré par ſon invention, & par la ſimplicité qu'il croit avoir établie dans le Haut-Appareil; cependant, à force de vouloir le ſimplifier, il le double, le compoſe & l'altére: à quel deſſein propoſer des moyens qui ne ſont ſi aiſez à exécuter que le ſilence du Cabinet le ſuggere? une telle conduite ne ſçauroit être que trés-blâmable & faire préſumer bien de choſes.

Comment procurer la veritable réünion de la playe de la veſſie.

Pour prouver l'excellence du Haut-Appareil par deſſus le Grand, Mr. Morand dit, page 259. qu'on n'a pas plûtôt tiré la pierre, qu'il faut tendre à la réünion; mais, quoiqu'on n'employe ni tentes, ni canules, ni bandage incommode, eſt-ce viſer à conſolider la playe, que de la laiſſer pour égout aux urines, & à toutes les matieres qui peuvent s'amaſſer dans la veſſie, comme il l'a fait pendant les premiers jours à ſon Malade? * je ne le crois pas, cet excrément eſt trop corroſif, il porte plus de préjudice que tous les corps éterogenes ci-deſſus citez, il fait trop de ravages dans les endroits par où il paſſe, les fiſtules ſi ordinaires au Grand-Appareil le

* Voyez la page 240.

prouvent assez : Sans aller même si avant, lors de cette Operation & de celle du Haut-Appareil, l'urine coulant pour la premiere fois par la playe qui est fraiche, irrite les fibres, occasionne au Malade des douleurs insuportables à la circonference de la playe, des excoriations des plus vives, qui sont d'un grand objet dans le Haut-Appareil, & qu'on a soin d'émousser le plus qu'il est possible.

Or, si les urines doivent moins sortir par la playe de la vessie, c'est sur tout dans le commencement, parceque tout y est irrité, enflammé, au lieu d'apaiser ces accidens, on les attise & les embrase; il faut donc sur le champ y porter le remede le plus efficace : celui qui tient le premier rang, est certainement la diversion des urines par l'uretre; c'est pourtant ce que Mr. Morand ne fait point, quoiqu'il dise qu'il faut le faire sur le champ : quelle contradiction! quel contraste de pensées!

A la suite de la page 259. Mr. Morand ne se contente pas de traiter encore d'observation, d'avoir vû la cicatrice de la vessie cachée sous le pubis, mais il en infére, « que la vessie « s'affaissant aprés l'operation par l'issuë de la « liqueur injectée, se concentre, dit-il, pour ain- « si-dire dans le bassin : La conséquence est for- « te, mais malheureusement elle est surannée. Sans appeller au secours la cicatrice de la vessie, il n'y a qu'à la considerer dans son integrité, & on verra que lorsqu'elle est vuide, elle est nichée sous le pubis, concentrée, retrecie ſetrecie dans le baſſin: la conſequence eſt donc mal tirée, car il ſemble, par les paroles de Mr. Morand, que la veſſie ne devroit être cachée ſous le pubis, que dans le cas de ſon ouverture; je ne m'étends pas davantage ſur ce point, vous ſçavés, MESSIEURS, que j'ai relevé vigoureuſement cette mécanique à la page 248.

Dans la premiere conſequence que Mr. Morand tire, pag. 260. de l'Operation faite à Saint Germain en Laye, il parle d'une façon à vouloir inſinuer que l'ouverture du peritoine eſt trés-aiſée à éviter dans cette Operation, s'autoriſant de ce que cette membrane n'a point été intereſſée lors de la Taille, pouſſée neanmoins par les cris continuels de l'Enfant vers la playe, que le Chirurgien avoit prolongé même un peu haut vers le nombril.

Il avance « qu'il n'y a pas à craindre qu'on « ouvre le peritoine dans une Perſonne qui ſera « tranquile, pour peu, ajoûte-t'il, qu'on « préne de précaution. Que penſer de cet avis, « MESSIEURS, il eſt excellent, il eſt hardi à la verité du premier abord; mais, s'il eſt analiſé, ce courage s'éclipſe, parcequ'on apperçoit que Mr. Morand préſupoſe une Perſonne tranquile, qui ne diſe mot & s'endurciſſe aux douleurs: Parmi le grand nombre de Pierreux, il eſt vrai qu'on peut en rencontrer quelqu'un de ce caractére, j'en ai même vû, mais la choſe eſt trés-rare; quoique le Haut-Appareil ſoit moins douloureux que le Grand, il ne laiſſe pas d'être fort ſenſible, ſur tout par raport à l'inciſion d'une partie tendineuse & délicate comme la ligne blanche : je suis trés-persuadé qu'un Malade, tel endurci que la pierre l'ait rendu, ne peut suporter une pareille playe sans sortir de son assiette naturelle, puisqu'il n'y a pas moyen de resister quelquefois à la plus legere douleur ; si le Malade retient les transports de sa souffrance, il ne s'agite pas moins en-dedans, même plus son intrépidité se relâche, se perd, la nature y rerepugne malgré elle, & tombe dans l'abatement.

Les endroits voisins de celui sur lequel on travaille dans le Haut-Appareil, sont de trés-grande conséquence, ils demandent une présence d'esprit, plus particuliere qu'en beaucoup d'autres operations, quoiqu'elle leur soit aussi trés-necessaire ; un simple ébranlement de la main, peut faire ouvrir le peritoine, perçer l'intestin : quelles suites fâcheuses en pareille occasion n'y a-t'il pas à craindre ? de pareils accidens sont arrivez totalement ou en partie, & ont gueri : donc, dira-t'on, ils ne sont pas mortels ; j'en conviens, mais ces exemples n'éludent pas toûjours les dangers, ne suffisent pas pour en induire, & ne doivent pas empêcher de prendre les mesures necessaires.

Capacité de la vessie necessaire pour tailler au Haut-Appareil.

A l'égard de l'ouverture de la vessie, elle peut être faite aisément, lorsque ce viscere est gonflé par l'injection, & que le Chirurgien se sert de sa prudence, de son genie, de la connoissance parfaite des parties ; mais, la vessie étant vuide, la même facilité ne se présente point : si elle a été ouverte suffisament dans la Taille de St. Germain, ce n'eſt qu'à cauſe que la neceſſité a prévalu à cette manœuvre.

La peau, les graiſſes, la ligne blanche ſont inciſées, on parvient heureuſement à la Veſſie, elle ſe montre, on la touche ; il eſt queſtion de l'ouvrir, les choſes ſont trop avancées pour laiſſer une operation de cette conſequence imparfaite ; le Malade livré à ſon malheureux ſort, & ne pas combler le deſir impatient de ceux qui ne reſpirent que de voir la pierre ôtée ; ce corps meurtrier, deſtructeur d'une ſanté qui leur eſt pretieuſe, fait pour l'ordinaire le ſein de leurs délices, & trés-ſouvent la baſe de leurs eſperances. Tant de motifs preſſans déterminent à tenter, *incerta, pro incertis* : la Sonde eſt remiſe dans la veſſie, on la pouſſe ſans doute vers le fond de ce viſcere, pour l'éloigner des os pubis, & avoir un champ plus vaſte à operer ; le corps de cet inſtrument ſert de guide, à ſon côté on fait une inciſion à la veſſie, proportionnée à la pierre, ſans traverſer dans le ventre, & on tire ſans peine ce corps étranger, preſque mural, ou de ſurface raboteuſe, & du volume d'une noix muſcade un peu applatie. Voila une grande tentative réüſſie ſur une veſſie même petite : donc, eſt-il dit, en termes expreſſifs, page 261. " L'experience eſt contre „ ceux qui pretendent qu'il faut abſolument „ pour cette operation des veſſies trés-grandes.

Mais, on ne reſléchit pas que c'eſt un effet d'un pur hazard, ſimbole des viciſſitudes de la nature, ſur lequel il n'y a point à tabler, ſemblable à bien d'autres qui paroissent tenir du miracle.

N'a-t'on pas vû guerir plusieurs fois des playes au cerveau avec déperdition de substance, & d'autres qui penetroient jusques dans ses ventricules ? Mr. Morand a en main l'extrait d'une Relation pareille, qui vient de Mr. Lamarque Chirurgien-Major du Regiment du Roi Cavalerie. N'a-t'on pas vû aussi des Cures surprenantes, de blessures extraordinaires à la trachée-artére & à l'œsophage tout ensemble ? en d'autres cas, des gens survivre à des playes au cœur, quatre à cinq jours, aller même jusqu'à vingt-trois, les unes traversant un ventricule, les autres tous les deux, quoiqu'il paroisse impossible, à suivre le prognostic de presque tous les Auteurs, qu'un Homme blessé au cœur puisse vivre un moment: Consultez sur ces playes la Chirurgie de Lamotte, les Observations de Saviardi, & autres. Les playes des intestins grêles, qui sont reputées les plus mortelles, donnent aussi des exemples trés-remarquables de leur guerison. Le celebre Mr. de Lapeyronie, Conseiller & Premier Chirurgien du Roi, a gueri un bubonocelle, accompagné d'une déperdition de substance, d'un demi pied à l'intestin, & d'une maniere si particuliere, qu'elle ne pouvoit être inventée que par un genie si fertile en production, si heureux dans sa Pratique. Ayant apperçû la susdite grande pourriture à l'ouverture du sac herniaire, il retrancha d'abord jusqu'au sain tout ce qui étoit alteré, passa ensuite une éguille enfilée d'un cordonnet ciré, à travers la substance du mésantere, fit une anse, & cousut de façon que les deux bouts de l'intestin affrontez se correspondoient mutuellement; La guerison de cette Maladie, abandonnée aux soins de la nature, le Malade fut radicalement gueri. Cette Observation sera respectable à jamais, & éternisera son Auteur: Ceux qui veulent en avoir un détail plus ample, peuvent avoir recours au Memoire que cet Heros de la Chirurgie en a donné à l'Academie des Sciences; * Ils trouveront dans ce Chef-d'œuvre, des ressources dans les cas les plus deses-perez, & dequoi satisfaire les esprits les plus pointilleux.

* *Voyez le Vol. de l'année 1723.*

La ligature a été faite avec succés dans un anéurisme à l'artére crurale: lisez Saviard; le même raporte une Operation Césarienne, faite favorablement pour l'Enfant & pour la Mere, car elle ne mourut que quatorze ans aprés d'une hernie ventrale qui lui survint en consequence.

De tous ces exemples, induit-on quelque sureté pour l'exercice de la Profession dans des cas pareils? les jugemens ne sont-ils pas toûjours indécis? Se conduire autrement, comme le fait Mr. Morand, n'est-ce pas s'égarer des regles de la bonne Logique, & pecher contre cet axiome, que du particulier à l'universel on ne peut rien conclurre?

Quoique le Haut-Appareil ait donc été pratiqué avec succés sur une vessie petite, cette experience, quand bien elle seroit accompagnée de quelqu'autre, ne suffit pas pour conclurre despotiquement qu'il ne faut pas toûjours pour cette operation des vessies trés-extensibles, lesquelles sont d'autant plus utiles que faisant toûjours l'incision longitudinale, & également sur une petite vessie, le danger de se fourvoyer dans le ventre à l'approche de la vessie, est trés à craindre.

La vessie ne s'élevant au-dessus du pubis, ce qu'on sent au tact, car il n'est pas necessaire qu'elle fasse une saillie, bien au contraire elle pourroit être dangereuse, le tissu cellulaire dans lequel elle est logée, qui l'attache aux muscles, pourroit souffrir quelque division en cet endroit: de cet inconvenient, il en resulteroit un réduit pour les matieres qui sortiroient de cet organe urinaire, La vessie ne se distendant donc dans ce moment, suposé même qu'on l'eût injectée avant que d'ouvrir la ligne blanche, méthode qui paroît essentielle pour rendre l'élargissement de ce viscere plus clair, plus distinct, & diriger le Chirurgien dans l'incision de la ligne blanche, l'Operateur, suivant la méthode ordinaire, coupe sans assurance, & ne peut parvenir à inciser la vessie, sans courir l'incident de couper la ligne blanche au-delà de son corps, percer le peritoine, diviser les attaches qu'il a avec la ligne blanche; enfin, de ne pas faire une playe assez longue pour extraire la pierre, à moins qu'il ne coupe les tegumens, la ligne blanche & le tissu cellulaire, horisontalement, & la vessie transversalement, selon l'idée de Mr. Le Dran, unique Auteur de cette méthode, trés-favorable à la réunion de la vessie, comme il est visible, & on peut s'en convaincre par la Lettre de Mr. Winslou : je puis certifier la lui avoir vûë pratiquer sur les Cadavres avec beaucoup d'aisance.

Mr. Morand n'envisageant point ce coup de Maître, parcequ'il ne provient de son crû, voulant suivre la routine d'ouvrir en long toutes les vessies, ne sçauroit nier qu'il faut des vessies grandes, faciles à distendre pour faire le Haut-Appareil avec sureté; malgré tous ses nobles dictums, il n'oseroit surement, si l'occasion s'en presentoit, l'entreprendre sur une vessie peu dilatable & petite : suposé que cela fût, il y auroit de la temerité; son coup d'essai n'est pas assez affermi ; quelque excellente qu'ait été sa conduite, la Parque néanmoins a tranché les jours de son Malade : une telle catastrophe n'attire point la confiance du Public, dévoüé depuis long-tems au Grand-Appareil ; elle ne lui décille pas les yeux, il s'endort à toutes les raisons qu'on apporte, les voyant démanties par l'experience. Mr. Morand n'auroit pas subi sans doute cette disgrace, il auroit eu des materiaux pour se deffendre, s'il avoit associé au détail qu'il donne de l'Operation faite à Saint Germain, celui d'une pareille Taille faite à Paris en 1726. avec succés, bien avant la sienne, par Mr. Pibrac, Membre de sa Compagnie, dont il a eu connoissance, selon l'aveu qui m'en a été fait par certains Assistans, mais il n'a pas jugé à propos de s'en munir.

J'ignore que ce Confrere n'ait pas été dans

ses bonnes graces, & que Mr. Morand secondant ses preuves d'un seul fait d'experience, les ait censées incontestables & assez solides pour n'en pouvoir appeller.

Vous me dites, MESSIEURS, qu'il pourroit bien se faire que Mr. Morand n'eût pas été informé de cette Operation, j'en conviens encore avec vous; oublions celle-là, puisque vous le voulez, & tâchons d'en raporter une nouvelle, qui ne sera pas la même, eclaircie differemment.

Mr. Morand auroit pû enrichir son Observation de celle qui est inserée, touchant un Cocher, dans le Discours imprimé avec le Traité de la Taille, ou l'Ouvrage postume de Mr. François Colot; s'il n'en avoit point de détail assés circonstancié pour en faire usage, comme il dit, pag. 228. rien de plus aisé que de l'avoir, sçachant sans doute Mr. Senac Docteur en Medecine de la Faculté de Montpellier, Auteur originaire de ce discours, & Commentateur du Livre de Mr. Colot; & ayant assisté avec lui à la Taille de Saint-Germain-en-Laye, il devoit lui en demander un éclaircissement, puisqu'il avoit le dessein d'honorer le Public de son Ouvrage: Mr. Senac se seroit fait un vrai plaisir, j'en suis plus que persuadé, de le lui donner, & avec d'autant plus de facilité que le Chirurgien, selon le raport de son discours, qui l'a faite, est de sa connoissance, & il lui auroit annoncé avec verité Mr. Pibrac.

Mais, ne passons pas outre, croyons que des raisons particulieres ont restraint M. Morand, sans soupçonner de l'esprit d'aigreur excité de part

ou

ou d'autre, car sa docilité s'y oppose ; de fierté de son côté, son humanité l'en empêche ; d'avidité sur tout du nom de Resurrecteur de la Taille au Haut-Appareil en France, son ingenuité y obvie, tandis qu'elle a été renouvellée avant lui par le Chirurgien nommé, & par l'Anonime, citez tous les deux dans le Discours imprimé avec le Livre de Mr. Colot, raport fidéle duquel il me paroît à propos d'éclaircir les Gens qui n'en ont pas eu connoissance, d'une façon à leur ôter tout lieu de soupçonner qu'on ait dessein de leur en imposer.

Ce Livre, qui est un in douze de 417. pages, d'un caractere moyen, parut dans le mois de Novembre 1726. qu'on se donne la peine de compenser le tems de la composition du Discours qui y est joint, de l'examen du Censeur, de l'Impression, avec le 27. Mai 1727. tems du coup d'essai de Mr. Morand, nôtre calcul se trouvera trés-juste.

Quel est l'âge le plus propre à la réussite des Operations, notament à celle du Haut-Appareil.

Nous voici enfin arrivez, MESSIEURS, à la derniere conséquence que Mr. Morand tire de l'Operation faite à Saint Germain ; il s'agit de discuter ici l'âge le plus propre à la réussite de l'Operation : " Elle a été favorable, dit nô„ tre Auteur, page 261. à un Enfant de quatre „ ans, qui souffroit depuis trois, & qui s'est „ tourmenté pendant & aprés l'Operation ; de cet„ te Cure il conclud, que le succés de l'Ope„ ration doit être plus sûr dans une Personne d'un „ certain âge, dont les parties seront plus amples, „ & qui sera plus raisonnable.

Pour resoudre cette question, il faut avoir subitement recours à l'experience; elle confirme tous les jours, je l'avoüe, que les Enfans, les Gens d'un certain âge, c'est-à-dire, d'un âge de consistence, ou qui tient le milieu entre la jeunesse & la vieillesse, car le mot de Personne dont Mr. Morand se sert, le présupose, attendu qu'il ne se donne qu'aux Gens d'un âge parfait & mûr, selon les définitions les plus exactes: les Enfans, les Personnes d'un certain âge, dis-je, & les Vieillards, lorsqu'ils sont bien constituez, rechapent indifferemment des cas les plus épineux, & des maladies les plus délicates; mais, cette proposition ne regne pas toûjours, ce cas n'est pas ordinaire, les Enfans reviennent communément plûtôt des dangers les plus évidens, que les grandes Personnes, & sans, pour ainsi parler, qu'on s'en apperçoive. La Petite-verole en fournit un grand exemple: il en est de même de toutes les maladies, principalement de la Pierre, qui paroît être leur favorite; s'ils y sont plus sujets que les Adultes, dont on ne sçauroit disconvenir, puisque leur nombre dans les Hôpitaux, lors des Saisons propres à la Taille, est toûjours le plus grand, ils se rétablissent en revenche avec plus de facilité, & la Pierre paroît s'humaniser avec eux.

On sçait bien qu'il n'y a point de regle sans exception, comme nous l'avons déja dit: mais, qu'on consulte les Regîtres des Hôpitaux, le sincére aveu des excellens Lithotomistes, on ne pourra jamais reconnoître nôtre opinion frauduleuse, & capable d'en imposer ; c'est même lui faire tort que d'y donner moi-même une telle épitéte, tandis que je puis l'appeller une verité réelle, & connuë du moindre Eleve en Chirurgie, pourveu qu'il ait frequenté les Hôpitaux.

Oüi, en effet, les Enfans essuyent avec moins de peine les rigueurs primitives & consecutives de l'Operation, que les grandes Personnes : leur playe abonde en meilleurs sucs, elle se lubrifie d'elle-même, & ne demande le plus souvent que d'être abandonnée aux soins de la Nature ; cette sage Conductrice en fait son affaire particuliere, & semble si bien la gouverner, qu'elle fait bailler la playe, empêche ses levres de se resserrer sur le plumaceau qu'on y enfonce, sans leur ôter la molesse & la flexibilité.

Cette bouche béante peut étonner ceux qui n'étant pas encore initiez dans les Notions Pathologiques, ignorent qu'il en resulte une perfection pour la cicatrice de l'uretre : les parois de son ouverture s'approchent, les vaisseaux s'abouchent, & par un commerce mutuel des liqueurs qu'ils établissent, il se forme des chaines d'union, par la distilation des goutellettes de la séve nourrissiere, cimentées simetriquement, dont la premiere se fige, par son naturel gluant & visqueux, au bord du tuyeau, dont elle sort & se divise dans son milieu, pour laisser passer la seconde, & ainsi des autres jusqu'à une parfaite réunion ; l'uretre regagne de cette maniere son integrité, à moins qu'il n'y ait quelque vice general ou local, ou que le Chirurgien, par son peu de genie, n'ait laissé la cicatrice imparfaite ; causes originaires des Fistules qui restent aprés la Taille au Grand-Appareil.

De tout ce que nous venons de dire, MESSIEURS, nous pouvons en faire à present une application fort avantageuse au Haut-Appareil ; & d'autant plus sûre, que les Enfans composent le principal nombre de ceux qui ont été taillez par cette métode avec succés : d'où, pour ne point rester dans l'équivoque, nous concluons sans craindre aucune replique, que l'âge de puerilité est le plus propre à la réussite de cette Operation ; la raison s'accorde en cela avec l'experience : Les solides à cet âge sont mous, souples sans être relâchez ; ils sont susceptibles de toute sorte d'impressions, mais ils les perdent à mesure qu'ils les reçoivent, parcequ'ils se dévelopent, se distendent, se gonflent par l'élasticité ou la rarefaction des liquides, qui les parcourent & les arrosent en abondance.

Ces liquides sont tous remplis d'esprits qui ne tendent qu'à s'exalter ; ce qui rend le pous frequent & élevé dans les Enfans, augmente insensiblement la force & la vigueur des organes, tems ou cette vitesse se perd : Les sucs sont doux, pituiteux, balsamiques, peu capables par consequent d'irriter les parties, d'y faire des inflammations : La limphe, aprés avoir fourni à la nourriture des parties, à leur moiteur, laisse un reste surabondant de son suc, qui s'échape sans cesse par les pores de la peau, en humecte les fibres, & céde la place au nouveau suc qui lui succede perpetuellement.

Le ſang de cette façon ſe purifie des qualitez morbifiques que ſa maſſe pourroit avoir acquis dans ſon mouvement circulaire, s'attenuë, ſe rajeunit, ſe renouvelle: Si ces ſucs prénent des ſituations étrangeres, c'eſt-à-dire, ſe détournent des tuyeaux qu'ils doivent parcourir, la Nature pour lors a plus de priſe ſur les obſtacles qui embarraſſent les routes des ſecretions, & fait rentrer avec plus d'aiſance ces ſucs dans leur route & leur ſejour naturel.

S'il arrive quelque déreglement dans l'économie animale des Enfans, il eſt aiſé à comprendre qu'il doit être de beaucoup moins conſiderable, moins difficile à rétablir que dans les Adultes, ceux-ci ayant les reſſorts preſque durs, roides, ſerrez, portez à leur penultiéme degré de fermeté, & les humeurs acres, terreuſes, languiſſantes, pour ainſi dire, par un défaut de ſeroſité, conſumée par le progrés de l'âge.

Ajoûtons encore pour ſurcroit de preuve propre à convaincre Mr. Morand dans ſon entier, qu'il n'arrive pas aux Enfans d'être travaillez de leurs paſſions, à moins qu'ils n'approchent l'âge de puberté, où toûjours leurs éguillons de volupté ſont, à cela prés, bien plus émouſſez que ceux des Adultes.

Leur eſprit envelopé encore dans un cahos d'idées, ſimples & naïves, eſt à l'abri des ſuites funeſtes des frayeurs anticipées ou conſécutives du peril de leur maladie, dans leſquelles ſe précipitent les Adultes, ſaiſis conjointement quelquefois du ſoin de leurs affaires domeſtiques.

Les urines ſont plus douces dans les Enfans, grand objet dans la Taille ; ils doivent donc plus joüir du repos, n'étant pas tourmentez par les excoriations des ſels lixiviels de cet excrément, autant que les Adultes, qui s'en plaignent beaucoup, comme l'Hiſtoire de tous les Taillez par cette métode le prouve : Leurs parties ſont auſſi plus ſouples & plus moites, ainſi que nous l'avons dit ; le ſommeil leur eſt naturellement plus familier, leurs cris les y conduiſent plûtôt, & avec d'autant plus de facilité qu'une cuilierée de gelée qui leur flate bien le goût, les calme dans l'inſtant, & les apprivoiſe à la raiſon.

Le Taillé de Saint Germain paroît avoir été d'une humeur trés-traitable aprés l'operation, ſelon le raport propre de Mr. Morand, qui ne décrit pas dans ſon Hiſtoire qu'il ſe ſoit tourmenté pour lors ; c'eſt donc un mot poſtiche de ſon cru, mis dans ſes Conſéquences pour fortifier ſon fiſtéme erroné : mais, pour le condamner en dernier reſſort, à l'égard de la capacité de la veſſie, & de la raiſon d'une Perſonne d'un certain âge, d'où il infére le ſuccés de l'operation plus ſûr, il faut convier Mr. Morand à relire & à mûrir davantage la Traduction qu'il a faite des Ouvrages écrits ſur le Haut-Appareil, qu'il a jointe à ſa Diſſertation : Il y reverra que l'operation a été trés-bien faite, pour ne pas dire mieux, dans les Enfans ; preuve inconteſtable de la capacité ſuffiſante de leur veſſie : s'il falloit même entaſſer d'autres preuves pour combatre Mr. Morand, l'état de la vessie des Enfans, qui est en général uniforme, & toute proportion gardée, moins usée par la pierre que celle des Adultes, nous en fourniroit; mais, il n'est pas necessaire de le décrire, la raison parle assez en leur faveur: Il y verra encore, qu'ils l'ont soûtenuë, & la Cure, aussibien que les grandes Personnes, lesquelles ont abandonné la raison en certains cas, & n'ont pas toûjours observé une conduite réguliére; son Malade en fournit un exemple particulier; Enfin, il y reverra que presque tous les Enfans sont revenus sains & sauves, & tout le contraire des Adultes, à sa grande confusion, de n'avoir pas assez refléchi, ou d'avoir voulu innover, & de ne pouvoir se soustraire de la puissance de l'experience, & de la réalité de ces Faits de Pratique, desquels il resulte une conséquence conforme à l'opinion générale, que le succés de l'operation doit être plus sûr dans les petits Sujets, tels que les Enfans, que dans les grands Sujets ou les Hommes.

Lézion de la vessie dans l'extraction de la pierre.

Se hâtant d'arriver à la fin de ses Conséquences, Mr. Morand joint celles de Mr. Douglass „ aux siénes, & dit, page 261. " qu'on ne court „ point risque de déchirer la vessie: Cependant, elle peut l'être, si dans une incision trop petite, qui n'est pas impossible, on tire la pierre avec une certaine force, un peu brusquement, soit avec les Doigts ou avec les Tenettes; pareillement dans une grande incision, sur tout si la pierre est grosse ou murale, dans quelque sens qu'on la tire, ses asperitez peuvent bien s'acrocher aux lévres de la playe, les entrainer avec elle, les meurtrir, les déchirer.

M. Morand devoit admettre cette exception, & se „ priver de prononcer décisivement, " que la mort „ suit de prés l'extraction des grosses pierres au „ Grand Appareil : * Je vous avoüe, MESSIEURS, que c'est se servir d'une maniere despotique qui peche trop en grandeur : quoique les grosses pierres rendent l'operation perilleuse, à cause des dilacerations plus ou moins considerables que leur volume fait au col de la vessie & à l'urettre, ce n'est pas à dire qu'aucun Sujet n'en rechape, comme le langage de Mr. Morand le donne à entendre.

* *Voyez page 261. & 262.*

On a vû des Malades guerir radicalement aprés l'extraction de pierres de la grosseur d'un œuf d'Oye, qui meritent pour le certain à juste titre le nom de grosses, puisque selon les définitions les plus correctes, ce nom n'est communément attribué qu'à celles qui ont le volume d'un œuf de Poule, ou l'excédant au pis aller: de cette espece, j'en ai vû extraire plusieurs avec tout succés favorable aux Malades. Mr. Le Dran a tiré diverses fois de telles pierres dans l'Hôpital de la Charité, & deux principalement le mois de Mai 1728. au grand avantage de deux Hommes, l'un âgé d'environ trente à trentecinq ans, l'autre de quarante-cinq à-peu-prés, en présence de beaucoup d'Assistans, du nombre desquels j'étois, de même que Mr. Morand, qui se trouve confondu par cette réalité dans la fausseté de sa proposition.

Je

Je m'apperçois, MESSIEURS, que je vous occupe depuis long-tems sans relâche : mais la matiere est trop interressante pour l'interrompre, la pierre de touche trop proche pour s'arrêter à reprendre haleine ; je vois même vôtre courage & vôtre attention se ranimer à l'aspect de la page 274. où il s'agit de déterminer le choix des regles sûres & certaines, pour ne point prendre le change dans l'injection de l'eau dans la vessie, éviter de distendre les fibres charnuës de ce viscére au-delà de leur tonus naturel, & les jetter, pour ainsi dire, dans la paralisie par une quantité surabondante de liqueur injectée.

Regles pour s'assurer de la capacité de la vessie, & conserver son ressort dans l'injection.

Le moyen de parer ce fâcheux inconvenient ne roule que sur la connoissance essentielle de la capacité de la vessie, difficulté par laquelle Mr. Morand commence la solution de celles qui ont été opposées au Haut-Appareil ; & répond en terme précis, " qu'il est trés-facile de s'assurer de „ la capacité de la vessie, en examinant la quan„ tité d'urine que le Malade peut rendre à cha„ que fois, & observant le jeu de la Sonde dans la vessie.

Que conclurre, MESSIEURS, de cette façon de parler, si ce n'est que le moyen proposé est phisiquement certain, & que M. Morand a le don de frayer les sentiers de la Chirurgie, de les mettre de niveau avec la grande route, & de'n faire un chemin batu ; car, quoique plusieurs Pierreux urinent à l'ordinaire & en abondance, ne sçait-on pas que la plûpart sont déterminez par les irritations de la pierre à la vessie, à uriner fréquemment, quelquefois jour & nuit, par conséquent peu à chaque reprise, leur organe étant néanmoins trés-sain, parceque la pierre est encore en noyeau? si cette expression est tolerable, ou commence à grossir, ou, suposé qu'elle ait acquis un certain volume, elle a une surface lisse & polie, moins propre à alterer la substance de la vessie, qui le seroit d'autant plus que ce corps éterogene séjourneroit dans sa capacité, veu qu'il augmenteroit continuellement de volume par les nouvelles couches des parties terreuses de l'urine, & cet accroissement ne pourroit se faire sans que la vessie fût débilitée, & ne pouvant se décharger du superflu du sang qui l'inonderoit, de même que la matrice dans la grossesse, ne s'épaissit, se concentrât à la longue, devint squirreuse & racornie, suites funestes alors pour le Malade, & invincibles pour l'operation : or, l'examen de la quantité des urines est un signe trés-équivoque & trés-trompeur pour s'assurer de la capacité de la vessie.

A l'égard du jeu de la Sonde dans la vessie employé en même-tems, Mr. Morand dit définitivement :" Si cet organe est large, on re- « muë aisément la Sonde, & la pierre échape « quelquefois au tact; s'il est étroit, la Sonde se « trouve serrée, on ne peut la remuer libre- « ment, & on touche la pierre dans plusieurs « points de sa surface.

Sans aller plus avant, je nie ce dernier point, & j'avance que les vessies squirreuses ont assez ſouvent de rugoſitez ou des ſacs, dans leſquels s'engagent les pierres, de façon qu'il eſt impoſſible quelquefois de les reconnoître, ſur tout ſi elles ſont petites; ce qui peut être, parceque la veſſie peut avoir été épaiſſie par toute autre cauſe, par raport aux parois de la rugoſite ſur laquelle la Sonde gliſſe : ſi la pierre ſort de ſon chaton, l'Operateur peut la toucher dans un point avec le Catheter, même dans tous les points de ſa ſurface, ſelon le hazard; mais, à peine l'a-t'il ſentie qu'il la perd, l'experience la confirmé & le confirme journellement : Donc, Mr. Morand auroit dû admettre cette diſtinction, & refréner un peu ſes certitudes; car il donne à préjuger par ſa loquacité, qu'on touche tout le volume de la pierre ſans ceſſe & à ne pouvoir l'éviter.

Pour revenir au Catheteriſme, ce moyen eſt bon & certain lorſqu'on rencontre la veſſie pleine d'urine dans le moment de cette operation, ſon état eſt à cette faveur trés-aiſé à connoître : mais la veſſie des Pierreux dont j'ai parlé, étant ordinairement vuide, doit être affaiſſée ſous le pubis; ſi elle eſt ſpacieuſe & ſaine, ce qui peut être, je le ſupoſe, & Mr. Morand en convient lui-même, la Sonde touchera bien ſes parois moles & ſouples, ſans être trop genée; pouſſée avec précaution vers le fond, elle peut l'éloigner des os pubis & l'élever, mais les côtez doivent reſter affaiſſez, & s'applatir, pour ainſi-dire, le long de la Sonde : de cette diſtention faite dans un ſeul point, il doit arriver un certain allongement de la veſſie en long; ſi l'on tourne la Sonde vers un des côtez pour l'écarter, le fond & l'autre côté s'affaisseront ; si de crainte de froisser la substance de la vessie on ne fait aucune impulsion, quoique douce, de la Sonde contre elle, pour l'obliger à s'alonger, comme la prudence le demande, ce viscére restera concentré & plissé dans son état naturel sous le pubis ; ainsi par aucune de ces manieres il ne sera pas possible de juger clairement des dimensions de la vessie, il faut absolument qu'elle soit élargie dans tout son volume.

Pour remplir avec assurance toutes les indications, je ne vois, aprés s'être assuré de la pierre, aucun inconvenient d'injecter, la vessie suposée vuide, en ne reglant la quantité de l'injection que sur la douleur du Malade, & non sur la quantité d'urine évacuée, comme dit Mr. Morand, page 277. car la déjection de cet excrément peut être petite, & ne pas correspondre à la capacité de la vessie, qui peut être fort-grande, pour les raisons alleguées, ou soit que le Malade eût uriné auparavant, fonction sur laquella il faut le laisser libre, & ne pas l'astreindre à retenir ses urines, jusqu'à ce que la vessie en soit remplie suffisament pour guider l'Operateur dans son faux préjugé.

Plusieurs raisons essentielles autorisent mon avis : une Personne inhabituée à cette retention, souffrira des douleurs extrémes, & croyant bien faire, les supportera le plus qu'il lui sera possible ; de là il doit resulter une grande distention des fibres de la vessie, & peut-être une perte considerable de leur vertu tonique, d'autant plus contraire à l'événément de l'operation, que les urines déja ardentes dans les Pierreux, s'échaufent à l'excés, deviennent trés-mordicantes, & augmentent les excoriations que la pierre depuis son séjour peut avoir fait à la tunique interieure de la veſſie.

La liqueur injectée au contraire lubrifiera cet organe, adoucira ses érosions; de plus, le rendra souple pour le second élargiſſement qui doit être exécuté pour l'operation; ce moyen repeté plusieurs fois auparavant, ne me paroîtroit auſſi pas inutile: les urines ne s'amaſſent d'ordinaire en aſſez grande quantité dans la veſſie des Pierreux, ce viscére se pliſſe, se fronce, se retrécit un peu, & ne peut se relever tout-à-coup; ainsi, les fibres qui n'auroient prêté qu'à peine à la premiere injection resiſteroient moins à la seconde, se relâcheroient à la troisiéme, & insensiblement sans être forcez, regagneroient leur harmonie: de cette façon, la veſſie urinaire fourniroit une extensibilité plus grande, moins douloureuse, & capable de mettre les fibres charnuës du muscle *Detrusor urinæ*, plus à l'abri de l'inaction, conséquemment de rende la Taille plus facile.

Je m'enhardis à proposer cette Pratique, persuadé que si elle ne ruſſit pas, elle ne peut du moins porter aucun préjudice, tandis que l'Operateur se conduira selon les regles prescrites; & je ne ſçache de moyen plus sûr & plus doux pour s'instruire de l'état de la veſſie, quoique Mr. Morand, prenant toûjours l'effort, pose en ces mots: „ Ce qu'il est si aisé de connoître; & tout de suite, „ pour un signe infaillible des veſſies dures & racornies, que les Maldes qui sont dans ce cas urinent trés-souvent & peu à la fois; voyez la page 278. Cet aphorisme, plus décisif qu'aucun d'Hipocrate, est pourtant bien incertain; les urines acres qu'une Personne aura naturellement, ou depuis quelque tems, pour plusieurs causes qu'il n'est pas necessaire de détailler ici, font le même effet.

On voit pareillement des Personnes, qui ne pouvant guere retenir les urines, font de déjections de cette liqueur trés-modiques, mais fréquentes, par un relâchement du col de la vessie, d'autres seulement par une mauvaise habitude, la plûpart ayant néanmoins la vessie saine, inépaissie, exempte d'affection squirreuse, maladie trés-difficile à connoître exterieurement, suposé qu'on voulût l'alleguer, à moins qu'elle ne soit à son dernier periode, où on peut la préjuger quelquefois par une dureté au-dessus du pubis.

Maintes vessies trés-racornies ne manifestent pourtant point ce simptome; & tout Chirurgien court risque de se tromper aisément, s'il établit son pronostic sur ce dernier signe, & sur celui de la sortie des urines, à l'exception de Mr. Morand, qui ayant le secret de fabriquer avec de signes les plus équivoques, des signes démonstratifs & univoques, applanit toutes les difficultez, nivelle les routes les plus escarpées de la Chirurgie, & les parcourt avec une telle certitude, qu'il ne lui est pas moins impossible de prendre le change, que de baisser pavillon devant une route de tout tems usitée: L'Histoire de feu Mr. l'Abbé *** qu'il donne, page 276. ne laisse rien à souhaiter là-dessus; je vais la transcrire fidélement, un chacun tirera ensuite ses inductions.

Feu Mr. l'Abbé *** avoit la pierre : Mr. Morand ,, dit la lui avoir touchée sûrement par la ,, Sonde ; mais n'ayant pû la découvrir par cet instrument le jour assigné pour l'operation, on remit la Taille : le Malade fut six mois sans souffrir, & eut enfin une suppression d'urine dont il mourut, n'ayant point voulu se laisser ni sonder ni tailler : il s'étoit si fort persuadé que Mr. Morand s'étoit trompé sur sa maladie, qu'il lui laissa par un Codicile d'une espece assez singuliere, son corps à ouvrir pour son instruction ; la volonté du Testateur fut exécutée, & on lui trouva dans une vessie qui tenoit trois pintes d'urine, trois pierres de la grosseur des Abricots.

*Histoire de feu Mr. l'Abbé*** donnée par Mr. Morand, p. 276.*

Voila, Messieurs, un témoignage autentique de la hardiesse de Mr. Morand dans l'exercice de sa Profession, qui soûtient à merveille celle qu'il conseille si librement dans sa Téorie.

La mort n'auroit-elle pas pû être évitée à la Personne, qui auroit peut-être été parfaitement guerie par l'extraction de la pierre ? Mr. Morand avoit-il lieu de s'abstenir de la faire, s'il est vrai qu'il eût touché la pierre, comme il le certifie par l'adverbe *sûrement*, & qu'il eût reconnu son volume trop gros pour sortir par l'uretre, dont on ne sçauroit douter ? quand même il auroit été assez petit pour s'évader par ce canal, le Malade s'en seroit certainement apperçû par des irritations à la tunique interieure de l'uretre, puisque les grains de sable en occasionnent : à plus forte raison pouvoit-il moins soupçonner la pierre dissoute par les urines, ou par des litontriptiques que le Malade eût pris par la bouche ou reçûs en injection par la verge ; supposé qu'ils eussent agi immédiatement sur ce corps éterogene, quoiqu'on soit convaincu jusqu'à present de leur inefficacité, la pluralité, & la grosseur des pierres trouvées à l'ouverture du Cadavre, la prouvent aussi puissament.

Mr. Morand n'avoit pas la memoire assez legere pour avoir perdu le souvenir du volume de la pierre, puisqu'à déployer son stile, il l'avoit reconnuë depuis peu, quoiqu'il ne l'eût pas découverte dans le moment pris pour l'operation ; à quoi peut-être on auroit réussi, en employant la patience, tandisque la vessie étoit uniforme & libre de rugositez ; du moins, s'il en existoit, Mr. Morand se fait tort à lui-même de n'avoir pas annoncé cette rareté : il est donc d'autant plus blâmable de n'avoir pas taillé le Malade sur le champ, qu'il ne pouvoit douter de l'existence de la pierre dans la vessie, & de la plus grande facilité de la trouver avec les Tenettes, eû égard même aux mouvemens que fait alors le Malade, qui contribuent à son déplacement, ou au pis aller de l'extraire au bout de quelques jours.

Si Mr. Morand avoit perdu la confiance de son Malade, il ne perdra pas moins la confiance de ceux qui liront sa Dissertation, sur tout quand ils verront cette Histoire : on connoît visiblement que gros de ses Faits de Pratique, il l'y a incorporée dans une créance aveugle de renforcer ses preuves, mais elle les combat totalement, leur fait brêche, & dément la haute idée qu'il s'énerve à donner de ses avis salutaires.

Mr.

Mr. Morand traitant l'embonpoint des Sujets propre à l'Operation, estime, page 279. " le „ Haut-Appareil impraticable dans ceux qui por„ tent un gros ventre, par la difficulté qu'il y au„ roit de traverser l'épaisseur des graisses : Je conviens avec lui, que l'Operation doit être beaucoup plus difficile, mais non pas impraticable, sur tout si l'on opere selon la métode proposée.

Embonpoint des Sujets convenable pour l'Operation.

L'épaisseur du corps adipeux n'offre point un obstacle invincible, elle presente seulement un travail laborieux, que le Chirurgien ne doit pas abandonner, pourveu qu'il ait reconnu la vessie dilatable, & s'en soit assuré par la quantité de liqueur qu'il aura injectée auparavant dans sa capacité.

Quoique les tugemens soient trés-épais, à l'aide de plusieurs incisions faites patiemment, on parviendra à la ligne blanche & achevera l'operation à la maniere usitée, & il sera possible d'insinuer dans la vessie, aprés son ouverture, le doigt qui doit servir de crochet, malgré l'épaisseur des graisses, qui cédera à la pression de la main ; s'il n'y a pas moyen d'atteindre la pierre avec les doigts, observant de lever le rectum aux Hommes, & le vagin aux Femmes, ainsi qu'il a déja été conseillé, on peut l'extraire avec les Tenettes convenables.

Je m'étonne que Mr. Morand n'ait pas surmonté cet obstacle, & qu'il le traite simplement, sans y associer celui de l'extravasation des matieres qui sortiroient de la vessie dans le tissu cellulaire, par la peine qu'elles auroient à parcourir le long trajet que forme l'épaisseur des graisses : cet accident sur tout a tenu Mr. Morand reservé, on ne sçauroit penser autrement ; il a prévû, sans vouloir l'avoüer, que cet accident étoit inévitable, & qu'il ne pourroit porter, selon sa métode, le doigt dans la vessie, pour l'écarter de façon à ouvrir une issuë libre, à son avis, aux injections qu'il propose, comme nous verrons plus avant de faire dans la vessie, au cas des sables, sans déchirer davantage le tissu cellulaire & grossir le danger de l'épanchement.

Il est tems, MESSIEURS, que j'examine un peu les réponses de Mr. Morand aux objections les plus fortes contre le Haut-Appareil : la premiere, concerne le danger de percer le peritoine. Les Anglois ayant répondu à cette question, il se „ contente, page 232. " de conseiller, dans le cas „ d'une incision haute à la ligne blanche, où le „ peritoine paroîtroit prêt à s'ouvrir, de l'assuje- „ tir avec le doigt d'un Serviteur, ainsi qu'il a été pratiqué à la Taille de Saint Germain-en-Laye.

Cet expedient est le meilleur à la verité qu'on puisse employer en pareille rencontre : mais, il doit être assez difficile de reconnoître lorsque le peritoine sera prêt à crever ; les tegumens, les muscles droits qui se raprochent, le couvrent & en ôtent le jour, & bien plus quand ils sont épais.

Comme le Chirurgien chargé de la commission d'assujetir le peritoine, auroit son doigt exposé, selon l'avis de Mr. Morand, au tranchant de l'Ins- „ trument conduit par l'Operateur, " c'est ici, „ dit-il, que je voudrois employer les doigts ar- „ tificiels de Rosset, pour couvrir le sien.

Je ne conçois pas, MESSIEURS, que ce

doigt puisse être blessé, si l'on opere en forme; ce sens me paroît mistique, aidez-moi à le débroüiller. Mr. Morand ne peut prétendre que deux choses, ou de conduire le Bistouri à la faveur du doigt de la Personne qui assujetit le peritoine, ou à la faveur du sien : Si c'est la premiere, comme son expression le certifie, il pourra interesser, il est vrai, le doigt de la Personne, & il fera l'incision de la vessie sans regle & petite : ce viscere n'étant point suspendu, s'affaissera tout à coup, & le doigt du Serviteur, quand il voudroit s'en servir, ne peut, je supose qu'il ne soit pas couvert du doigt artificiel de Rosset, ne suivant pas l'Instrument de l'Operateur, entrer dans la vessie dés son ouverture; outre cela, le peritoine n'étant plus assujetti pour lors par ce doigt dans l'endroit foible où il est attaché, de la ligne blanche, ni soûtenu par le volume de la vessie, court grand risque de crever, attendu que les intestins sont poussez avec force contre lui, par leur propre poids & par la contraction des muscles du ventre.

Si le doigt du Serviteur est couvert, selon l'avis de Mr. Morand, cet accident n'arrivera point, parcequ'il maintiendra toûjours le peritoine, ne pouvant servir dans cet état à la vessie; mais l'Operateur ouvrira ce viscere sans le soûtenir, & voulant achever vite l'incision, pour ne pas la manquer, il se mettra au hazard de couper le cartilage tendre dans les Enfans qui joint les os pubis, * ou du moins de ne pas ouvrir la vessie assés étenduëment pour extraire la pierre, qui alors ne pourra être tirée qu'avec peine, & sans endommager l'or-

* *Cet accident est arrivé dans un Garçon de*

17. à 18. ans ; voyez la page 95. gane urinaire ; ce que Mr. Morand a ci-devant nié par une contradiction manifeste, pour ne rien dire de plus dans un si grand Chirurgien.

Si l'Operateur dirige l'Instrument sur son doigt (ce qui est trés-essentiel pour éviter les écüeils susdits) posé sur celui de la Personne qui tient le peritoine assujeti, le doigt du Serviteur ne peut jamais être blessé ; ainsi, les doigts artificiels de Rosset sont inutiles ici, ils ne conviennent pas même au cas absurde où Mr. Morand a crû inconsiderément leur emploi necessaire.

Les doigts de l'Operateur & du Serviteur mis tous les deux dans la playe, on prévoit bien qu'ils doivent empêcher d'ouvrir la vessie plus haut du côté de l'ouraque ; cependant, il est assés aisé, j'en conviens, de compenser presque l'incision sous le pubis, mais quand on s'est pourvû d'un point fixe dans cette operation, pour ne pas perdre la vessie de vûë, ou à l'expliquer clairement du tact : ce qui fait la seconde objection principale que Mr. Morand tâche de resoudre, laquelle est solide, juste, & ne semble être proposée que d'aprés la raison.

Pour examiner sans partialité, s'il n'est point necessaire de donner un point d'appui à la vessie pour ne pas la perdre de vûë dans son incision, il faut considerer, en premier lieu, la vessie dans son état de repletion ; lorsqu'elle est pleine, sa substance fait effort, resiste au tact, & étant tenduë l'ouverture en est réellement plus aisée. A la considerer, en second lieu, lorsqu'elle est vuide, la liqueur qu'on pousse dans la capacité, écarte ses tuniques, les éloigne, affoibliroit volontiers leur harmonie, & les mettroit, s'il lui étoit permis, hors de leur tonus naturel; les tuniques en s'écartant reviennent sur elles-mêmes, tâchent de se resserrer, de ne point se distendre jusqu'au point de sortir de leur cadance, & opposent leur force élastique à celle de la liquidité de l'eau agitée dedans, par son mouvement propre, & par celui qu'elles lui communiquent.

Dans ce cas, il n'y a encore aucune force superieure de part & d'autre; mais il est bien vrai que celle de la liqueur surpasseroit de beaucoup celle de la vessie, si sa quantité étoit augmentée par le coup de Piston de la Seringue.

Ce debat ne durant donc pas long-tems, & l'Operateur ayant le soin de moderer la quantité de l'injection, pour ne pas faire perdre à la vessie son ressort, qu'elle conserve par ce moyen, si dans ce tems elle vient à être ouverte, comme elle l'est dans l'operation, ses fibres & l'eau, deux corps qui ne tâchent qu'à se soustraire l'un de la puissance de l'autre, pour si subit que soit le coup de main de l'Operateur, lui ôteront tout à coup son point d'appui; la vessie se remettant brusquement dans son état naturel, se contractant avec force, expulsera de sa capacité l'eau avec jet; cette liqueur sortira par saillies promptes tout subitement trouvant une grande issuë, & la vessie s'affaissera dans un clin d'œil: pour lors il ne sera plus si facile d'y introduire le doigt que le dit Mr. Morand, pag. 283. quoique le passage de l'un à l'autre de ces deux états soit bien prompt, & qu'il lui ait réussi, il peut bien manquer, & on ne doit pas tant se reposer sur sa dexterité, qui peut être infructueuse en plusieurs rencontres, quoique employée fort à propos: la méfiance est la mere de la sureté.

Pour se tenir donc sur ses gardes, & ne pas faire naufrage au port, il faut laisser la Sonde dans la vessie, qu'on est obligé aussi quelquefois d'injecter aprés avoir fait l'incision des parties exterieures, à cause que les intestins sont poussez fortement vers elle par le diaphragme, qui se contracte violemment, & s'aplanït du côté du ventre par les efforts que la Personne peut faire lors de l'operation, sur tout les Enfans qui crient sans cesse: les Adultes ne laissent pas aussi de crier; s'ils ne le font point, ils roidissent toutes les parties, retiennent l'air dans les poumons; ces visceres sont forcez à se dilater extrémement, & ne pouvant se resserrer, se distendent toûjours au contraire; ils repoussent le diaphragme, de convexe qu'il est naturelement du côté de la poitrine, le rendent concave: la convexité par consequent regarde le ventre.

Les muscles épigastriques entrent aussi en contraction, agissent de concert, compriment avec force par leurs divers plans de fibres qui coupent le ventre en tout sens, les parties renfermées dans la capacité de l'abdomen: ces parties poussées vers l'épigraste, ne trouvent plus ce réduit enfoncé que leur forme le diaphragme dans son relâchement; elles sont renvoyées par ce plan musculeux, descendent sur la vessie; à sçavoir, les intestins pesent sur son corps, & le reflêchissent contre la surface posterieure du pubis.

Si pour lors on ouvre la vessie, on risque le danger de percer le peritoine, de se précipiter dans le ventre, d'ouvrir l'intestin : c'est pourquoi il me paroît trés-essentiel d'injecter en second lieu la vessie, (ainsi que le Docteur Bamber l'a déja pratiqué ; voyez la page 97.) aprés l'avoir découverte, ou la ligne blanche, si ces deux parties sont ouvertes en même-tems, & d'y laisser la Sonde jusqu'à ce que l'incision soit parachevée.

Par cette métode, on sera plus sûr de l'état de la vessie, de son volume, & guidé dans son ouverture; on reconnoîtra mieux la distance qu'il y aura de l'ouraque au col de la vessie, si on en est proche ou éloigné : cette précaution observée, il n'y aura pas lieu d'apprehender d'ouvrir le peritoine & de s'égarer dans le ventre.

Si Mr. Berrier a ouvert la vessie sur la pierre-même, les cris de l'Enfant ayant empêché la vessie de se remplir, (guidé pourtant par la Sonde qu'il avoit introduite) & s'il l'a ouverte assez pour extraire la pierre, il a été fort heureux, de cent peut-être n'y en auroit-il pas dix dans lesquels on réussiroit, parceque la vessie étant plissée, on a non-seulement plus de peine à l'ouvrir, mais le fond s'approchant du col, & se présentant le premier au tranchant de l'Instrument, le peritoine s'avance, & on peut le percer.

Mr. Morand continuant, MESSIEURS, à resoudre les objections, répond à une qu'on fait sur la difficulté de tirer de la vessie plusieurs pierres, ou les fragmens de quelqu'une qui se seroit écrasée „ sous les doigts ; & dit, page 290. " que chaque

Difficulté de tirer presque toûjours avec les doigts, con-

formément à l'avis de Mr. Morand, les pierres & conjointemẽt les sables de la vessie.

„ fois qu'on portera les doigts dans la vessie, on „ sera sûr de tirer au moins une pierre, sans dou- „ leur, sans peine, & sans perdre de tems d'une extraction à l'autre. Par l'experience faite sur les Cadavres, on peut le convaincre du contraire : on rencontre quelquefois des vessies qui ont en profondeur, comme je l'ai déja dit, ce qui leur manque en longueur & en largeur, & dans lesquelles, sans parler de l'épaisseur du corps adipeux, aprés les avoir ouvertes pardessus le ventre, on enfonce les doigts, non le pouce & l'index, comme Mr. Morand l'a pratiqué dans sa Taille, mais l'index & le medius, si avant qu'on fait replier avec le dos de la main, les tegumens & les muscles en dedans, sans pouvoir néanmoins en toucher le fond ; à quoi on ne peut parvenir qu'en mettant dans l'anus aux Hommes, & dans le vagin aux Femmes, deux doigts, qui se trouvent quelquefois courts, & demandent d'être secondez des doigts artificiels de Rosset : malgré que la vessie fasse alors en l'élevant, une espece de chambre de chaque côté des doigts, on sent pourtant l'endroit où est la pierre, & en écartant un peu les doigts, on la souleve, la tient sujette, & l'empêche de glisser : Mr. Morand auroit dû proposer ce moyen, pour parler juste, & ne pas outrer la matiere.

Voyons encore s'il n'en fait pas de même dans la solution qu'il donne d'une difficulté qu'on opose de nettéier la vessie des sables qui peuvent accompagner la pierre. Il répond que cette difficulté tombe d'elle-même, si on fait les reflexions suivantes.

Premiérement,

„ Premierement , les Lithotomistes & les „ Chirurgiens qui ont observé, ont dû voir qu'il „ est trés-rare que ceux qui ont des pierres solides „ ayent des sables , & je ne sçai si de cinquante on „ en trouveroit un : Tout chemin faisant, MESSIEURS, dites vôtre avis ; ne conviendrez-vous pas avec moi, que nôtre Auteur se broüille dans sa réponse ? dans l'objection qui lui a été faite, la substance de la pierre n'est point specifiée ; voyez, pour vous éclaircir davantage, la page 289. cependant, il supose gratuitement des pierres solides : Suivons-le dans ses autres reflexions, & voyons comme il les détaille.

„ Secondement, suposant le cas le plus com- „ mun , continuë-t'il, page 292. il ne peut y „ avoir que deux sortes de sables, ou d'assez gros „ pour ne pouvoir sortir par l'uretre, ou d'assez „ fins pour y passer ; les gros doivent être regar- „ dez comme des fragmens qui seront facilement „ tirez avec les doigts, parceque pour excéder le „ diamétre de l'uretre il faut qu'ils ayent au „ moins deux lignes.

Croyez-vous, MESSIEURS, qu'un Chirurgien quelconque, eut la dexterité de tirer tous les grains de sable de cette espece avec les doigts, & sans les écraser, ainsi que Mr. Morand prétend avoir l'aisance de le faire ? ce phénomene paroît douteux & sans doute puis-je le dire incroyable : à cet effet, tous remplis néanmoins du merite de Mr. Morand, nous le prierons d'agréer de nous reserver le droit de croire que lui, quoiqu'à jamais pusillanime dans ses entreprises, comme l'experience l'a confirmé, auroit de la peine à soûtenir sur le sujet, ce qu'il avance sur le papier qui reçoit toute impression.

Il paroît également permis de décider que Mr. Morand n'a guere aussi eû plus de raison, de dire que les grains de sable les plus fins ne doivent point embarrasser, parceque beaucoup de Malades en rendent avec les urines toute leur vie, attendu que demeurant dans la vessie, ils peuvent s'assembler, & servir de germe à une nouvelle pierre; on en a des exemples: Le diamétre de ces sables, comparé avec celui de l'uretre, bien loin de diminuer considerablement la difficulté, l'augmente pour le moins aûtant que Mr. Morand conclud qu'il la diminuë.

Examen des moyens proposez par M. Morand pour netéier la vessie des sables, & supléer à l'insuffisance des doigts.

La vessie a un besoin indispensable d'être déchargée des sables, lorsqu'il s'en trouve dans sa capacité; Mr. Morand propose plusieurs moyens pour cela: parmi ces moyens, il conseille les injections, page 293. & prétend qu'elles doivent soulever les sables vers la playe faite au fond de la vessie, (il entend apparemment la partie anterieure) & les extraire par cette issuë.

A mon avis, MESSIEURS, l'injection ne peut charier en dehors que les grains de sable les plus fins, sortant de la vessie à mesure qu'elle est injectée par la verge: elle ne peut liquefier les gros grains, les confondre avec elle pour les entrainer, comme un séjour lui donneroit lieu de faire; elle ne peut que les écarter & les rejetter de côté, ces corps n'étant point penetrez dans leur masse, & l'ayant assez compacte & serrée, se portent toûjours par leur poids, vers le fond de la vessie, & redécendent vers leur place.

Preuve phisique irrévocable qui montre l'inutilité & le desavantage des injections conseillées par Mr. Merand.

Il faut encore se rapeller ici un axiome generalement reçû, que tout liquide qui passe d'un canal étroit dans un large, perd de son mouvement, & plus ou moins que la largeur du tuyeau est considerable : or, la liqueur de l'injection doit d'autant plus perdre du sien, que sortant par l'impulsion du Piston de la Seringue, dans le tuyeau de la Sonde ramassée en une seule colonne, & décrivant une ligne droite, comme font tous les corps quand ils commencent à se mouvoir, elle est déterminée vers le bec de la Sonde, qui, étant fermé, rompt par sa rencontre, la détermination de cette liqueur, sans ralentir sa vitesse, parcequ'elle ne peut l'ébranler & lui communiquer du mouvement ; ce qui oblige cette liqueur à retourner vers elle-même, & à s'échaper par les yeux de la Sonde divisée en deux colonnes fourchuës qui se portent vers les côtez posterieurs de la vessie, d'où elles sont renvoyées, aprés avoir perdu de leur mouvement, parceque ces parties sont en état d'en recevoir vers le milieu de la vessie pour se disperser de là dans sa capacité vaste & ample, dans laquelle elles ne font que dégouter, en se réunissant aux côtez de la Sonde, lorsque leur quantité diminuë.

C'est de cette façon que la liqueur injectée se répand dans la vessie urinaire ; donc, il est aisé de concevoir que son mouvement, de beaucoup diminué, doit moins agir sur le sable, principalement s'il est épais & considerable, parcequ'il lui faut alors une force bien plus grande pour le separer & le soulever.

Considerez encore, MESSIEURS, que l'injection ne peut perdre le sable que par côté, & non l'entrainer devant elle, à mesure qu'elle entre dans la vessie : je supose même ici que le bec de la Sonde touche la base de la vessie ; autrement, la liqueur tendant toûjours à s'élever, ne toucheroit le sable que dans sa reflexion des parois de la vessie.

S'il y avoit moyen de charier le sable au-dehors, ce qui ne réussiroit guere, quoique les injections fussent fréquentes, ce ne seroit qu'en se servant d'une Sonde ouverte à son bec, & dont on retirât le Stilet, afin que la liqueur ne perdît point de sa vitesse, & pût chasser par son mouvement direct, les sables devant elle : cet expedient, quoique le plus favorable, n'empêcheroit pourtant pas ces matieres étrangeres, de se déposer toûjours au fond de la vessie, de la façon que je l'ai expliqué, lequel fond fait plus d'une poche, qui favorise leur décente & leur séjour.

J'estime mon idée d'autant plus autorisée, que Mr. Morand écarte avec le doigt-indice de la main gauche, les lévres de la playe de la vessie, pour empêcher l'injection de s'insinuer dans le tissu cellulaire qui envelope la vessie, en lui ouvrant un passage libre & presque droit alors, de l'incision de la vessie à celle des tegumens ; mais cet expedient ne me paroît guere produire d'utilité, & éluder l'épanchement.

La liqueur injectée, quoique fortement poussée & émuë par le coup de Piston, ne peut sortir de la vessie ramassée en une seule colonne, comme elle devroit l'être pour ne point s'écarter ; elle s'épanoüit, forme des rayons dans la capacité de ce viſcere, qui ſont raprochez, à la verité, comme vers un centre, en ſortant de la veſſie, ſans être trop ſerrez, par raport à la largeur de l'iſſuë que leur forme le doigt; mais, l'agitation qui leur a été imprimée, (quoique pas aſſez forte pour enlever les ſables,) les détermine néanmoins à ſe répandre de toutes parts: ainſi, ils doivent forcer le tiſſu cellulaire, & avec d'autant plus d'aiſance, que ce tiſſu eſt fort large, trés-lâche, & ſe trouve diviſé; la liqueur entrée aiſément dans les ouvertures des cellules, doit toûjours s'engager plus avant dans leur épaiſſeur, puiſque ces cellules ſe correſpondent mutuellement, comme le ſoufle, l'emphiſéme, l'hidropiſie par infiltration, le prouvent.

La ſituation profonde de la veſſie au-deſſous des muſcles & des tegumens, favoriſe encore l'épanchement; l'injection eſt obligée de monter, & de s'élever contre ſon propre poids, pour traverſer l'épaiſſeur de toutes ces parties, & elle ne peut le faire qu'avec peine, & en décendant en partie vers le fond de la playe de la veſſie, dans laquelle la colonne ſubſéquente qui la repouſſe, l'empêche d'entrer; moyenant quoi elle doit faire des écarts conſiderables dans le tiſſu cellulaire, qui ne peut être effacé, applati que lors du gonflement de la veſſie: malgré que Mr. Morand ſerre la veſſie le plus intimement de la ligne blanche, il reſte toûjours un intervale propre à recevoir la liqueur injectée, & les grains de ſable qui peuvent ſortir.

De plus, le paſſage frequent de l'injection par

la playe, doit détremper & détruire les goutellettes du suc nourrissier, qui sont portées continuellement au bout des tuyeaux, & celles qui y sont déja condensées, pour l'incarnation de la playe, déterger à la longue les extrémitez des vaisseaux, jusqu'à les dessécher, & éloigner de beaucoup la Cure, pour ne pas dire l'interrompre à jamais, ou la rendre imparfaite.

Desordre qu'occasionneroit l'introduction réïterée du doigt dans la vessie, conseillée par Mr. Morand pour ouvrir un passage à l'injection, & l'empêcher, selon lui, de s'écarter dans le tissu cellulaire.

L'introduction réïterée du doigt dans la vessie, ne produit pas de moindres inconveniens; elle divise, déchire, rompt les chaines d'union que la Nature auroit pû cimenter dans l'intervale d'une injection à l'autre: la consolidation des playes du Grand-Appareil qu'on aura tenu dilatées par de grosses Canules ou Tentes pendant six ou sept semaines, arrivée peu de tems aprés avoir ôté ces Instrumens, ne doit pas autoriser Mr. Morand dans le contraire; si de ces playes il y en a qui guerissent radicalement, il y en a quantité d'autres qui restent fistuleuses; ces Cures particulieres ne sont pas assés fondamentales, pour en conclurre en faveur du Haut-Appareil: Mr. Morand par inadvertance devient Antagoniste de lui-même, que d'y établir son point d'appui; les Partisans du Grand-Appareil auront raison de dire qu'il vaut mieux suivre regulierement cette métode habituelle, que d'éprouver la nouvelle, tandis que la réunion de la playe à la vessie va du pair ici pour l'inconstance, avec celle de l'uretre.

L'introduction frequente du doigt améne encore aprés elle outre l'incident que nous avons vû, celui de faire de fausses routes aux environs de la vessie, pour si juste que soit le Chirurgien à suivre la route de l'incision, & délicat à y porter le doigt; la vessie est applatie, ses lévres raprochées, le tissu cellulaire les couvre, parcequ'il se gonfle, se dilate, s'allonge toûjours sur le bord de la division qui lui est faite : il n'y a pas lieu d'en douter, l'experience le confirme, principalement au Grand-Appareil; on y voit le tissu cellulaire serrer de prés le lithotome dans l'incision de sa substance, & se boursoufler de maniere à couvrir entierement la crenéleure de la Sonde; à la dérober à la pointe de l'Instrument, si l'Operateur ne le tient bien ferme, & ne grate avec une certaine force; enfin, à la rendre inaccessible au Gorgeret, ou au Conducteur, qui, rencontrant cet obstacle, peut, à moins que le Lythotomiste n'y fasse attention, glisser aisément entre le sphincter de la vessie & le rectum, & percer le peritoine à la partie posterieure de la vessie, parceque l'Operateur le pousse un peu plus avant, pour reconnoître la pierre, qu'il ne sent point du tout, & le promener sur les intestins dans la capacité du bas-ventre, croyant le promener dans celle de la vessie.

Cette remarque n'est point suposée pour décrediter le Grand-Appareil; le fait est arrivé : mais, ne pensant rien moins qu'à afficher personne, on l'adresse seulement aux Lithotomistes, qui s'élevent chaque jour, pour leur faire sentir combien la maturité d'un jugement cultivé, la presence d'un esprit solide, la prudence d'un genie éclairé, sont specialement requises à cette operation.

La Taille ne donne pas seule l'exemple du bourfoufflement du tiffu cellulaire : dans quelque partie du corps qu'on faffe une incifion prolongée, ou dans les interftices des mufcles ou au-delà, il eft prefque rare de ne pas voir gonfler ce tiffu, communément appellé au-dehors, membrane, ou corps adipeux: au Haut-Appareil il le doit faire à plus forte raifon, qu'il fe trouve preffé par les mufcles, & comprimé par les inteftins: ce tiffu ainfi preffé s'allonge avec d'autant plus de liberté, qu'il eft fort lâche en cet endroit, & ne trouve rien qui l'arrête fur le bord de fa divifion; on fçait même qu'il eft filamentueux: que peut-on donc inferer de là, fi ce n'eft qu'il eft impoffible d'aller relever la veffie des os pubis, où elle eft appliquée, fans écarter auparavant ce tiffu par côté; mais, comme il eft gonflé & tout confondu, on ne peut trouver fa divifion qu'à tâtons, & qu'en tiraillant quelques-uns de fes filemens, un feul ne fçauroit être tiraillé, fans que l'autre le foit auffi; que ce tiffu par confequent ne fe déchire, & forme par fes déchiremens, des receptacles dans fa fubftance pour les matieres qui fortiront de la veffie.

Ces raifonnemens ne font pas les produits d'une idée chimerique, ils font fondez d'aprés l'experience que nous avons faite fur les Cadavres, & qu'un chacun peut faire : on verra enfuite, fi Mr. Morand n'a pas donné plûtôt une Trouvaille de Cabinet qu'une Invention de Pratique ; vû que le cas le plus grave ne l'arrête pas, qu'il s'en fait un jeu de locution, il ne faut pas être furpris s'il furmonte celui-ci avec tant d'aifance.

Au refte, puifqu'il eft fi aifé à Mr. Morand d'introduire

d'introduire le doigt dans la vessie sans faire de fausses routes dans le tissu cellulaire, je m'étonne qu'il n'ait pas imaginé le moyen de pratiquer le Haut-Appareil dans les vessies ulcerées, preferablement au Grand qu'il conseille, page 280. en introduisant à la faveur du doigt dans la capacité de la vessie, le Siphon d'une Seringue percé de plusieurs trous à la circonference de sa pointe, tels que ceux qui servent aux injections du vagin, pour jetter la liqueur en arrosoir dans la capacité de la vessie, & la balayer de toutes les matieres glaireuses & purulentes, lesquelles pourroient ensuite être entrainées par le torrent de l'injection vers le col de la vessie, où la Sonde appropriée telle que nous l'avons décrite, leur prêteroit une pante convenable & propre à leur issuë.

Mr. Morand ne craignant point l'épanchement de l'injection faite par le bas dans le tissu cellulaire, pourroit aussi laver la vessie pour le même cas de l'ulcere par le bas, à la faveur d'une Algalie sans yeux & percée comme le Siphon; les matieres purulentes sortiroient, à mon avis, avec autant de liberté que les sables, selon lui, par la playe de la vessie, & si les injections chargées de celles-là les entrainent naturellement vers l'ouverture de l'uretre dans le Grand-Appareil, " où „ se trouve une pante commode (pour me ser„ vir des termes de Mr. Morand *) pour tout „ ce qui sort de la vessie, les sables ne peuvent donc aussi être entrainez que par là, & non par la playe de la vessie dans le Haut-Appareil, où cette pante commode ne se trouve plus : Mr.

* *Voyez page 280.*

Morand toûjours à bon compte, se renverse par ses inconsequences, & tombe de lui-même dans la nasse, car je ne sçache pas qu'il soit permis à un Ecrivain d'en être quitte pour des paradoxes, lorsqu'il s'agit de vaincre des difficultez insurmontables.

Tenettes particulieres pour le Haut Appareil, proposées par M. Morand.

La derniere difficulté qui termine toutes celles que Mr. Morand a inserées dans sa Dissertation opposées au Haut-Appareil, envisage de surcroit le danger de faire de fausses routes avec les Tenettes, si l'Operateur est astreint à s'en servir parcequ'on présupose qu'il faudroit employer les deux mains pour les faire agir.

Mr. Morand répond, en premier lieu, à cette objection, qu'il est rare d'avoir besoin d'autres Tenettes que des doigts-mêmes : mais je dis, qu'il le seroit encore plus, s'il introduisoit deux doigts dans le rectum aux hommes, & dans le vagin aux femmes, pour élever la pierre vers la playe de la vessie; & reparoit le deffaut de leur longueur par les doigts artificiels de Rosset, qui les approprie uniquement à ce cas.

En second lieu, Mr. Morand prévoyant le besoin des Tenettes en quelques rencontres, & credule à ce qu'on objecte, de ne pouvoir se servir des ordinaires sans employer les deux mains; par consequent sans abandonner la vessie, conseille d'employer des Tenettes " qui ayent des ,, branches plus courtes que celles du Grand-Ap-,, pareil, afin qu'on les tienne comme les Ciseaux avec deux doigts de la main droite, les écarte, & les raproche de même.

Cette reforme, à vous parler ingénûment, Messieurs, n'est d'aucun avantage: Mr. Morand me paroît avoir oublié l'essentiel pour s'attacher à l'inutile; il n'y a rien de plus aisé que de se servir des Tenettes ordinaires avec une seule main, & de les écarter autant qu'il le faut; un chacun peut en faire l'épreuve: quand même les branches seroient trés-longues, je le supose, ne sçait-on pas que la playe des tegumens, de la ligne blanche, de la vessie, ne permet de les ouvrir que jusqu'à une certaine distance? donc, le retranchement est mal concerté: De plus, ces Tenettes avec des branches si courtes, doivent avoir infiniment moins de force que les autres; car on sçait en mécanique, qu'un Levier, sous la premiere espece duquel cet Instrument est rangé, n'est fort qu'autant que la puissance se trouve éloignée du point fixe; d'où il suit, que plus les branches des Tenettes sont longues, plus leurs prises sont fortes: Dira-t'on qu'il ne faut pas de force pour extraire la pierre de la vessie au Haut-Appareil? J'acquiesce en general, non au particulier.

L'ouverture de la vessie peut faire de la resistance dans l'extraction d'une grosse pierre; aprés celle-ci, la playe de la ligne blanche, ou les côtez des muscles droits, peuvent se resserrer fortement sur la Tenette: il est bien vrai que cette resistance ne donne pas beaucoup de peine à vaincre, mais elle peut faciliter l'évasion d'une pierre lisse & polie, des serres de la Tenette, qui ne mordent pas assés fortement sur ce corps: on court risque de fausser cet Instrument si on le serre un peu trop fort ; les Tenettes ordinaires meritent donc la preference : mais, pour que l'Operateur s'en serve avec sûreté dans cette occasion, il paroît trés-necessaire d'en faire fabriquer, qui ayent les anneaux petits & proportionnez aux doigts de l'Operateur ; ceux des Tenettes ordinaires étant trés-larges, vacillent & balotent autour des doigts : le corps de ces Tenettes doit être grêle, conformément à l'avis des Resurrecteurs de la Taille au Haut-Appareil, pour épargner la distention des Parties.

Nous voici, MESSIEURS, arrivez à la pierre de touche ; soyez-en d'autant plus ravis, que la clôture de mes Reflexions va donner un éclaircissement principal du procés & du droit des Parties : religieux à n'oublier un mot de ce que Mr. Morand repéte à la fin de sa Dissertation, je propose de suite mes Reflexions, & les appuye sur un enchaînement de faits irrevocables & de notorieté publique.

Je retranche quelques lignes ; je veux me limiter, pour vous laisser joüir sans partage, du plaisir d'examiner s'il a dissipé " les craintes mal fon„ dées de ceux qui hésitent à épouser le Haut-Apareil : Voici quelle-est la suite de sa phrase sur laquelle j'insiste.

„ J'ai dit dans le commencement, que je „ croyois avoir rendu cette Operation plus sim„ ple & plus sûre qu'auparavant : voici ce que „ j'ai fait pour cela. Premierement, je suprime „ la table de l'Appareil.

Cette ſuppreſſion n'eſt pas bien meritoire, Roſſet & Cheſelden propoſent le lit auſſi-bien que la table ; c'eſt à eux ſeuls qu'on doit cette idée: répondra-t'on que Mr. Morand n'eſt pas moins digne de loüange, d'avoir choiſi le lit preferablement à la table, qui doit inſpirer plus de terreur à un Malade ? j'en conviendrai, ſi l'on veut : mais, l'appareil d'une planche poſée entre deux matelas, l'un mis au long, l'autre en travers ſur un lit, ou celui d'un matelas ſur une table, n'effraye guere moins un Malade ; & à éplucher la choſe à fonds, le dernier moyen eſt plus avantageux : la Perſonne ne ſçauroit ſe déranger de ſa ſituation, elle peut gliſſer au contraire de deſſus la planche ; quoique ce cas ne ſoit point arrivé, il ne faut pas chanter la Palinodie: le plus ſûr conſiſte à prendre de meſures plus juſtes, & à ſe ſervir d'une planche fort large, (à quoi Mr. Morand a manqué,) ſi par un excés de veneration on veut être Sectateur inviolable de ſa maxime, ne la point changer ni de nom ni d'effet, & ſubſtituer une ſimple table ſans pieds à la planche.

" Secondement, je ſuprime le tuyeau flexible, „ avec les pieces qui en dépendent, pour l'in- „ jection.

Ceci montre viſiblement, que Mr. Morand veut ſe faire admirer par ſa rectification, perſuadé que la nouveauté frape tout-à-coup, & ſaiſit aveuglement le Public, qui en eſt fort amateur, mais que pour un certain tems pourtant : puis, à aller à la rigueur, Mr. Morand n'a fait qu'exécuter le conſeil de Roſſet, de Dionis.* Nôtre Auteur, par

* Voyez ces Auteurs.

cette reforme, ne paroît pas porté à soulager un Malade tel qu'un Pierreux, jusques dans la plus petite circonstance, comme Mr. Cheselden, qui a inventé ce tuyeau dans cette seule vûë, ayant prévû que la Sonde peut aisément s'ébranler dans la vessie, choquer contre ses parois, les froisser, & quelque leger que soit ce choc, occasionner au Malade des sentimens de douleur vifs & cruels.

„ Troisiémement, je n'employe que deux Bis„ touris; & j'ajoûte, qu'un seul droit peut suffire, „ porté suivant deux directions differentes, horison„ talement pour entamer les tegumens & les mus„ cles, perpendiculairement pour entamer la vessie.

Cette pratique n'est point nouvelle, Mr. Douglass n'a jamais employé que deux Bistouris; lisez son Livre, ou l'Extrait que Mr. Morand en a fait, prenez la peine de voir aussi la Lettre de Mr. Winslou, page 311. du Traité de la Taille au Haut-Appareil, vous y aurez la satisfaction d'aprendre, sur le raport de Mr. Winslou, que feu Mr. Thibault, Chirurgien-Juré & en chef à l'Hôtel-Dieu de Paris, se servoit simplement d'un Bistouri droit ordinaire, dans les experiences qu'il faisoit de cette operation sur les Cadavres: vous remarquerez principalement dans la méme Lettre, que Mr. Morand avoit été trouver plusieurs fois Mr. Thibault, pour avoir des conversations particulieres avec lui sur le Haut-Appareil, dans lesquelles il a été probablement instruit de sa métode; ainsi, Mr. Morand n'hazarde pas beaucoup, de quelque façon même que soient les choses, d'adjuger aprés cet habile Praticien, un seul Bistouri droit suffisant pour cette operation ; & s'il eût daigné mettre soigneusement en œuvre les principes qu'il a puisé de Mr. Thibanlt, ou exécuter au pied de la lettre les avis de Mr. Winslou, il eût plûtôt conseillé de plonger le Bistouri de haut en bas & obliquement dans la vessie, que perpendiculairement; j'en donne les raisons dans le commencement de mon Analise, qui se raportent, à trés-peu de chose prés, à celles de Mr. Winslou.

" Quatriémement, je propose une Tenette qui „ charge la pierre, sans obliger d'abandonner la vessie.

Dispensez-moi Messieurs, de vous donner un rechaufé, en faisant une repetition ennuyeuse de la structure de ce nouvel Instrument, attendu que j'en ai parlé depuis peu ; je me contenterai de vous rapeller ici, que la reforme de Mr. Morand ne produit rien d'utile ni d'agreble.

" Cinquiémement, je propose des moyens „ pour ôter les sables de la vessie, suposé qu'il y „ en ait dans les vessies de ceux qui ont des pierres „ solides, ce qui est trés-rare.

Ressouvenez-vous, Messieurs, que les doigts tiennent le premier rang parmi ces moyens, & que j'ai prouvé invinciblement, qu'il doit être impossible de tirer avec eux, beaucoup de grains de sable, & sans les écraser ; & pour conclusion raisonnable, que ce moyen ne valoit rien.

" La Curette en forme de cuiliere courbe un „ peu plus évasée en large que celle du Grand-„ Appareil, vient ensuite. Cette Addition est bien mince ; & on peut dire avec équité, que Mr. Morand, pour s'attribüer le merite de l'invention, a déguisé le sens literal de Rosset, qui l'a conseillé en ces termes concis : *ubi si alii lapilli vel arena esse deprehentur cochleari ad id comparato excipientur* ; * Ainsi, c'est à lui qu'on en est redevable, non à Mr. Morand Mr. Midleton dans la Traduction que Mr. Morand a fait de son Ouvrage, dit aussi, page 85. du Traité de la Taille au Haut-Appareil, qu'il faut avoir une Curette faite exprés pour curer les sables. Les expressions de ces deux Auteurs ne dénotent-elles pas à tout le monde la structure que doit avoir cet Instrument pour servir au Haut-Appareil ?

* *Voyez le Traité Latin de Rosset, page 177. du Traite de la Taille au Haut-Appareil. par Mr. Douglass.*

Le dernier moyen consiste en des injections fréquentes par la verge ; j'en ai montré évidemment le préjudice à l'envi de l'Auteur, qui se laissant joüer par un fantôme, s'imagine le contraire, & ne fonde leur avantage que sur des preuves trés-foibles & aisées à abatre du premier abord : Notez, MESSIEURS, que Mr. Morand prend des détours, se sentant talonné, & supose sans cesse frauduleusement, des pierres solides pour affermir son sistéme ruïneux, tandis qu'il n'en est point parlé dans l'objection ; voyez la page 289.

" Sixiémement, je conseille pendant la Cure, une „ situation du Malade toute contraire à celle qui „ convient pour l'Operation, le Malade étant sur „ un plan incliné des pieds à la tête pour l'Opera„ tion, doit être sur un plan incliné de la tête aux „ pieds pour la Cure.

Cette maniere de situer le Malade pour l'operation doit être repudiée ; elle est dangereuse en matiere du Haut-Appareil, je l'ai prouvé sévérement

ment : vous le ſçavez, MESSIEURS ; la Lettre de Mr. Winſlou en fait conoître le prix ; ce Célébre Anatomiſte y conſeille une ſituation differente de celle que Mr. Morand donna à ſon Malade : il eſt vrai qu'elle eſt établie d'une façon ſi polie & ſi gracieuſe, que cet Homme reſpectable, ſemble illuſtrer celle de Mr. Morand, en établiſſant la ſienne, quoique contraire : Sans avoir la temerité de m'ériger en Ariſtarque, ayant vû qu'il falloit quelque choſe de plus aux Sçavans, que de reprimer les abus échapez à la foibleſſe humaine de Mr. Morand, j'ai entrepris, non de les étouffer, mais de les ramaſſer avec ſoin, & de les préſenter en Extrait fidéle aux jeunes Chirurgiens, afin de les diſpoſer à juger ſainement de la Production d'un ſi grand Maître de l'Art, qu'ils revérent avec juſte raiſon, & à ſe précautionner contre le poiſon flateur qui s'y eſt gliſſé. Je ſouhaite qu'ils puiſſent goûter cette Analiſe, & reconnoître qu'elle n'a enviſagé dans ſon deſſein, que leur interêt ; leur profit, ſatisfaira mes deſirs, & l'approbation des ſages Eſtimateurs des choſes, reglera le dommage de mes peines.

Voila, MESSIEURS, ma parole dégagée ; je ne ſçai ſi cette façon de payer ſes dettes plaira à Mr. Morand : mon entrepriſe lui paroîtra peut-être hardie, mon ſtile ne l'accommodera pas mieux : je vois à préſent qu'il s'eſt un peu exalté ; mais, le zéle de la compoſition, l'ardeur de bien faire dans un cas auſſi épineux, tranſportent ſans y penſer, les ſaillies échapent, l'eſprit s'échauſe, & ne garde plus cet ordre reſpectueux, dont des gens inquiets & chagrins ont fait un crime à nôtre Auteur : décide qui voudra de la valeur de leur conduite, ou de leur attentat ; pour moi je m'en tiens, Mr. Morand ne le trouvera pas mauvais, au procés qui a été intenté, conjointement à un de ses Confreres, par une Lettre circulaire contre l'Aprobation unanime qu'ils ont donné au Livre du Chirurgien Dentiste; j'en prens ici les Auteurs à partie, je les taxe d'impolitesse illicite, & les juge avec toutes les personnes de probité, d'autant plus coupables, qu'ils attaquent par un caprice criminel, sans considerer que ce qui fait l'estime des Sçavants, l'amour des Chirurgiens, l'admiration du Public, est invulnerable : En mon particulier, je me blâmerois trés-fort, de refuser cette justice au vrai merite, & de ne pas signifier en même tems, que je revére infiniment ce Célébre Anatomiste.

Pour revenir à mes saillies, Mr. Morand voudra donc bien me les passer ; s'il y en a quelqu'une qui tienne du fiel de l'invective ou de l'amertume de l'ironie, je confesse qu'elle tombe sur le corps de l'ouvrage & non sur la personne.

Quant à nôtre démélé literaire, je soumets volontiers mes preuves à tout ce que son plus délié jugement y trouvera à redire, prêt d'y acquiescer à la face du Public, s'il me fait connoître que j'ai pris le travers, ou d'éclaircir davantage la verité de mes principes établis, s'il me laisse entrevoir quelque jour de défense.

Il est tems de finir, MESSIEURS, en vous demandant la continuation de vôtre estime; je ne m'épargnerai en rien pour vous en témoigner ma reconnoissance, & vous convaincre de la parfaite cordialité avec laquelle je suis,

MESSIEURS,

Vôtre très-obëissant & affectionné Serviteur,
JOSEPH RAMEAU *le fils,*
Maître ès Arts, & Chirurgien-Juré de Montpellier.

www.ingramcontent.com/pod-product-compliance
Ingram Content Group UK Ltd.
Pitfield, Milton Keynes, MK11 3LW, UK
UKHW021821190726
13853UKWH00003B/1117